CONSIDÉRATIONS

SUR LA

RACHIALGIE HYSTÉRIQUE

PAR

Lucien BEAUJOLIN,

Docteur en médecine de la Faculté de Paris.

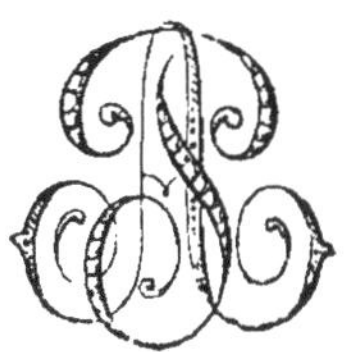

PARIS

IMPRIMERIE DE A. PARENT

IMPRIMEUR DE LA FACULTÉ DE MÉDECINE,

rue Monsieur-le-Prince, 31.

1873

CONSIDÉRATIONS

SUR LA

RACHIALGIE HYSTÉRIQUE

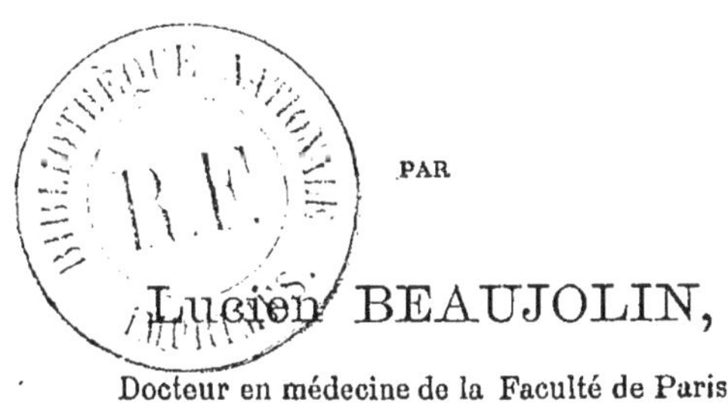

PAR

Lucien BEAUJOLIN,

Docteur en médecine de la Faculté de Paris.

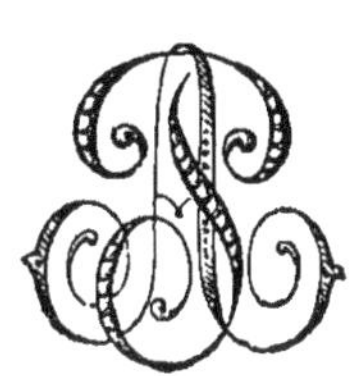

PARIS

IMPRIMERIE DE A. PARENT

IMPRIMEUR DE LA FACULTÉ DE MÉDECINE,

rue Monsieur-le-Prince, 31.

1873

A MON PÈRE ET A MA MÈRE

A M. GERMAIN SEE,

Professeur de clinique médicale à la Faculté de médecine.
Médecin de la Charité,
Membre de l'Académie de médecine.

A M. GAYET,

Chirurgien en chef de l'Hôtel-Dieu de Lyon.

CONSIDÉRATIONS

SUR LA

RACHIALGIE HYSTÉRIQUE

L'hystérie, cette grande névrose protéiforme par excellence, est loin de présenter à l'observateur une marche régulière, une série de symptômes constants se succédant toujours suivant le même ordre et offrant les mêmes phénomènes. Quoique d'ordinaire elle s'annonce par tout le cortége des accès convulsifs toniques et cloniques, par la boule hystérique et tout ce qui constitue en un mot l'attaque classique, elle peut, dans bien des cas, affecter une forme toute différente, et débuter d'emblée soit par des paralysies de la sensibilité ou du mouvement, soit par des hypéresthésies, soit par des troubles divers du côté des organes des sens.

Parmi ces formes si variées et si nombreuses, il en est une qui se présente assez fréquemment, et dont le brusque début peut, dans bien des cas, offrir une certaine difficulté de diagnostic, surtout lorsque rien dans les antécédents ne conduit l'esprit à soupçonner l'existence de cette névrose, ou du moins qu'aucun autre symptôme concomitant ne vient en justifier le soupçuo C'est la rachialgie hystérique caractérisée par une douleurdorsale, par une hypéresthésie siégeant au niv-eau des apophyses épineuses des vertèbres et des gouttières vertébrales.

Deux malades que le hasard a amenés presqu'en même temps dans le service de M. le professeur Gr. Sée, à la Charité, ont attiré notre attention sur ce sujet, et nous ont suggéré l'idée de faire de cette affection l'objet de notre thèse inaugurale. Nous n'avons point la prétention de faire une étude complète et d'écrire une monographie, il faudrait pour cela une plume plus autorisée que la nôtre. Nous nous proposons seulement, après avoir décrit les principaux caractères de la rachialgie hystérique, de montrer, à l'aide de quelques observations, la difficulté que peut presenter le diagnostic, et d'indiquer ensuite, en quelques mots, le pronostic et le traitement.

HISTORIQUE.

L'hystérie est clairement indiquée sinon décrite avec exactitude dans les traités hippocratiques, mais on n'y rencontre nulle trace de la douleur rachidienne, pas plus que dans les livres de Celse, de Galien, de Mochion, et de tous les auteurs anciens, qui n'ont fait, dans ce cas, que répéter et copier ces premiers maîtres.

Il faut arriver, pour trouver la première indication de la rachialgie hystérique, à Hoffman qui, en 1733, dans son livre de *malo hysterico*, signale, en quelques mots et sans s'y arrêter, une douleur entre les deux épaules. C'est à Sydenham que revient l'honneur d'avoir donné la première description de cet état morbide. « De tous les symptômes de l'hystérie, dit ce célèbre médecin, il n'en est point de si fréquent qu'une certaine douleur au dos : cette douleur a cela de particulier qu'après qu'elle est passée, elle laisse les parties tendres et sensibles, comme si elles avaient été rouées à coups de bâton, de sorte qu'on ne saurait y toucher sans éveiller une vive douleur. »

Depuis, les auteurs qui se sont occupés de l'hystérie sont restés muets sur ce chapitre, et Georget, dans l'article du Dictionnaire en 30 volumes, n'en fait pas même mention.

Sir Brodie, en 1837, dans un célèbre mémoire traduit dans la *Gazette médicale* de l'époque, rappela l'attention du public médical sur l'existence de la rachialgie hystérique, et sur la triste confusion qui avait été faite de cette affection avec une maladie de la moelle épinière. Le grand chirurgien anglais avait l'esprit vivement frappé par les erreurs de diagnostic que peut engendrer l'hystérie : il venait de signaler ce fait devenu célèbre d'un chirurgien fort habile cependant, d'Herbert Mayo, qui deux fois avait amputé la cuisse à des malades atteints de simples arthralgies hystériques. Aussi, en parlant de la douleur rachidienne dans cette névrose, il dit : « J'ai vu, je ne dirai pas quelques-unes, mais un nombre considérable de jeunes femmes condamnées à passer plusieurs années à garder la position horizontale, ou à être tourmentées par des sétons, des moxas, des cautères, et que l'air, l'exercice, les distractions auraient guéries en quelques mois. »

La même année, J.-M. Gully parlait de la fréquence de la douleur dorsale dans l'hystérie; et plus tard, en 1842, Andral, dans ses leçons de pathologie générale indiquait un des caractères de cette affection : l'exaspération de la douleur par la pression sur les apophyses épineuses des vertèbres. Vers la même époque, Dubois, d'Amiens, signalait son apparition fréquente après l'attaque hystérique.

Mais Brachet, dans son Traité de l'hystérie et dans ses Recherches sur la nature et le siège de l'hystérie et de l'hypochondrie, garde sur ce point le plus religieux silence; et Landouzy, dans son Livre publié en 1846, se contente de citer quelques lignes du Mémoire de sir Brodie, et ne s'occupe pas davantage de la rachialgie hystérique.

Vers cette époque, apparaissent des thèses remarquables : c'est d'abord, en 1847, celle d'Henrot, ancien interne de Gendrin, et qui est faite sous l'inspiration de ce savant maître. On y trouve la rachialgie signalée en même temps que l'hypéresthésie des membres et les fourmillements des mains, et une observation où le traitement par l'opium a donné d'excellents résultats. Mais c'est surtout dans celles de Besançon et de Mesnet, tous les deux élèves de Briquet, que la douleur rachidienne occupe une place assez large, et que l'on retrouve le diagnostic différentiel indiqué par Besançon (1849), avec la myélite, par Mesnet (1852), avec la névralgie. On rencontre, dans ses travaux, les idées que le maître exposait, en 1857, dans son Traité magistral de l'hystérie. S'appuyant sur un nombre considérable d'observations cliniques, le médecin de la Charité traça un tableau assez développé de la rachialgie hystérique. Il étudia son siége, sa fréquence, ses variétés ; mais il se laissa un peu égarer dans l'appréciation, d'ailleurs si difficile et si délicate de la pathogénie de cette affection qu'il fit résider exclusivement dans les masses musculaires. Aussi, voyant partout de la myosalgie, il a déclaré, un peu trop vite à notre avis, que le diagnostic était toujours facile et ne devait jamais embarrasser le médecin observateur. Il a d'ailleurs confondu avec la rachialgie proprement dite, formant une variété des phénomènes si nombreux de l'hystérie, constituant un type spécial, la douleur passagère qui siége dans les masses musculaires dorsales et lombaires, à la suite des attaques convulsives, et qui sont dues aux tiraillements exercés sur les fibres, dans les mouvements toniques et cloniques de l'accès.

C'est d'ailleurs l'opinion de M. le professeur Axenfeld, qui, dans son Etude des névroses, formant le quatrième volume de la Pathologie de Requin, assignerait plutôt à cette affection une origine spinale. Cet auteur appelle aussi l'attention sur le diagnostic différentiel, et montre combien on serait tenté de la confondre avec l'irritation spéciale qu'il admet comme espèce morbide particulière.

Depuis ces travaux rien n'a été publié sur cette manifestation de l'hystérie; l'année dernière cependant, le Dr Armaingaud, médecin distingué de Bordeaux, dans une Etude sur les points névralgiques et l'irritation spinale, appelle de nouveau l'attention sur la difficulté que peut présenter le diagnostic de la rachialgie hystérique, mais sans apporter des faits qui puissent éclaircir le tableau assez vague encore de cette affection.

BIBLIOGRAPHIE.

HOFFMANN. — De morbi hyst. vera indole, sede, origine et cura. Halle 1733.

SYDENHAM. — Medecine pratique, 1799, t. II.

BRODIE. — Lectures illust. of cut. local nervous affections Londres, 1837, in-8. Traduit dans la Gazette médicale de Paris 1837.

J. M. GULLY. — Expos. of the symptoms and nature of nevropathy or nervousness. Londres 1837, in-8.

Cruveilher. — Du point dorsal et sa valeur thérapeutique (Bulletin de thérapeutique, 1837).

Stilling. — Unters über die spinal irritation. Leipzig 1840.

Türk. — Abhandl, üb. spinal irritation. Vienne 1843.

Landouzy. — Traité de l'hystérie. Paris 1846.

Henrot. — De l'anesthésie et de l'hypéresthésie hystérique, 1847 thèse de Paris.

Besançon. — De l'hystérie. Thèse de Paris 1849.

Ollivier d'Angers. — De la moelle épinière et de ses maladies, 3e édition, t. II.

Mayer. — Ueber d. unzulassig keit. d. spinal-irrit. als besond krankheit. Mainz 1849.

Szokalsky. — Von d. anesthésie u. hyperesthésie bei den hysterischen frauen (Proger Viertelyahrschrift 1851).

Mesnet. — Des paralysies hystériques. Thèse de Paris 1852.

Briquet. — Traité de l'hystérie, 1859, Paris.

Axenfeld. — Pathologie médicale de Requin, t. IV. Paris.

Jaccoud. — Traité de pathologie interne, t. I.

Spring. — Traité de symptomatologie. Bruxelles, 1866.

Onimus et Legros. — Traité d'électricité médicale, 1872. Paris.

Armaingaud. — Du point apophysaire dans les névralgies et de l'irritation spinale, 1872. Paris.

DÉFINITION ET SYMPTOMATOLOGIE.

Le mot rachialgie (de ῥάχίσ, épine du dos, et αλγος, douleur) a été employé la première fois par Astruc pour désigner spécialement les douleurs qui, dans la colique saturnine et dans la colique du Poitou, s'étendent le long de la colonne vertébrale. Depuis, on l'a appliqué aux douleurs spinales, aux douleurs dorsales en général; quelques auteurs ont cependant créé de nouvelles expressions pour exprimer la même idée, et l'on trouve dans différents livres comme synonymes les mots : dorsalgie, spinalgie, notalgie, dorsodynie.

La rachialgie hystérique consiste donc en des douleurs plus ou moins intenses siégeant au niveau du rachis, douleurs qui peuvent, suivant leur siége, s'irradier soit dans le tronc, soit dans la tête, soit dans les membres.

Cette douleur présente deux caractères bien tranchés et indépendants l'un de l'autre : elle est spontanée ou provoquée seulement par la pression et le mouvement.

Spontanée, elle est sourde, profonde, térébrante, lancinante, d'autrefois superficielle et comparée par la malade à une sensation de brûlure. Elle offre beaucoup d'irrégularité dans ses manifestations et dans son intensité : essentiellement capricieuse, elle est rarement continue, se présente plutôt par accès fort pénibles pour la maladie, ou bien, et cela se rencontre fréquemment, elle fait complètement défaut. Aussi, dans ces cas, la rachialgie est souvent méconnue, et nous avons maintes fois rencontré des hystériques qui étaient très-étonnés de ressentir une douleur assez vive lorsqu'on appuyait légèrement sur les apophyses épineuses des vertèbres. On les voit alors porter vivement la poitrine en avant pour échapper à la pression, et pousser un cri, dû plutôt à la surprise, peu agréable il est vrai, qu'à l'acuité réelle de la douleur. Nous signalerons ici, en passant, les exagérations si communes des hystériques ; ces malades se tiennent le plus souvent à côté de la vérité, elles grossissent à plaisir les phénomènes qu'elles ressentent ; bien heureux quand elles n'en créent pas de purement imaginaires, qui pourraient souvent égarer un médecin trop crédule. Chez elles, qu'on nous permette cette expression, le mensonge est à l'état chronique.

Dans la rachialgie hystérique, la douleur provoquée résulte soit de la pression, soit de l'application de la chaleur, soit des mouvements du tronc.

C'est la pression sur les apophyses épineuses qui provoque le plus d'acuité, acuité très-variable et qui parfois peut devenir excessive : certaines malades supportent difficilement le contact des vêtements, ne peuvent rester coucher sur le dos ou s'appuyer contre le dossier d'un siége. Briquet avait enseigné que le simple attouchement produisait une douleur plus vive qu'une pression considérable et soutenue, et que, dans ce dernier cas, elle était plutôt diminuée. Cette assertion peut être vraie quelquefois, mais le plus souvent c'est le contraire qui a lieu, et chez les malades dont nous citons plus loin les observations, nous avons toujours remarqué que la douleur augmentait parallèlement avec la pression, et que son maximum existait plutôt au niveau des apophyses épineuses que dans les gouttières vertébrales, contrairement aussi à ce qu'assurait le médecin de la Charité.

Les mouvements du tronc sont douloureux : mais la douleur qu'ils provoquent est infiniment moins grande que celle que l'on produit par la pression ; il en est de même pour l'application de la chaleur, qui dans certains cas ne produit même aucun effet.

Outre la douleur locale produite dans le point comprimé, la pression détermine souvent instantanément des irradiations plus ou moins lointaines, sous la forme de sensations pénibles, ou provoque l'apparition d'accidents nerveux, de phénomènes sympathiques extrêmement remarquables et dont il importe de connaître l'existence. En pressant fortement sur les apophyses épineuses, Briquet a vu se reproduire à l'instant même une dyspnée considérable; l'oppression était extrême et fréquemment il se produisait en même temps un sentiment de constriction à l'épigastre ou de strangulation à la gorge. Ce même observateur a vu une autre fois survenir des battements de cœur, des palpitations par la pression sur les apophyses épineuses des deux premières vertèbres dorsales. On a encore indiqué comme phénomènes réflexes qui peuvent se produire dans cette circonstance : un frisson général ou partiel avec horripilation, une subite défaillance et une chaleur brûlante qui se répand tout le long du rachis ; enfin, dans un cas, des nausées et des vomissements. Un autre fait qui nous a frappé, c'est que chez les hystéro-épileptiques atteintes de rachialgie, une forte pression sur le rachis provoquait quelquefois l'attaque convulsive.

Un autre caractère de la douleur rachidienne dans l'hystérie, c'est sa tenacité, sa permanence, qui font souvent le désespoir du médecin et du malade, et qui contrastent avec l'instabilité et la mobilité qu'on rencontre d'ordinaire dans les autres hypéresthésies hystériques.

Sa fréquence est incontestable, et la preuve en a été donnée par Briquet qui, sur 400 hystériques, l'a constaté 306 fois. Quant à son siége, il a été étudié avec soin par le médecin de la Charité : sur 207 observations on la trouve ainsi localisée :

2 fois au niveau des dernières vertèbres cervicales seulement.
11 fois au niveau des deux dernièrés vertèbres cervicales et des quatre premières vertèbres dorsales.
140 fois au niveau des six ou huit premières vertèbres dorsales.
10 fois au niveau du tiers moyen de la portion dorsale du rachis.
40 fois au niveau des cinq dernières vertèbres dorsales et des premières lombaires.
4 fois dans toute la longueur du rachis.

Quelle étendue occuperait la douleur? Toujours d'après le même auteur, cette étendue varierait de 3 à 4 vertèbres consécutives. Cependant le professeur Axenfeld fait remarquer qu'assez souvent elle se trouve limitée à une seule apophyse épineuse.

L'hypéresthésie qui existe en même temps au niveau des gouttières vertébrales, occupe sur les côtés du rachis une hauteur qui correspond à peu près à l'étendue qu'occupe la douleur au niveau des vertèbres. Briquet, qui annonce ce fait, démontre en même temps, au moyen de ses nombreuses observations, la grande prédominance à gauche lorsque la douleur est bilatérale, et son existence de ce seul côté dans la plupart des cas. Ce n'est là, d'ailleurs, que la confirmation de cette loi mystérieuse, qui veut que dans l'hystérie les manifestations morbides frappent le côté gauche presque constamment; aussi c'est là que l'on retrouve toujours les anesthésies, les akinésies, les hypéresthésies, ainsi que la douleur ovarienne signalée par M. le professeur Charcot.

Quant à la nature, à l'origine de la rachialgie hystérique, c'est une question encore bien obscure et que n'avons pas l'ambition d'élucider. Briquet considère cette douleur dorsale comme une myosalgie analogue à celle qu'il a rencontrée si fréquemment chez les hystériques dans les autres parties du corps. Cette hypothèse, fort plausible pour les douleurs qui se font sentir sur les côtés de la colonne dans la masse musculaire, est bien difficile à concilier avec ce fait si caractéristique de l'exaspération de la souffrance, par une pression qui porte sur le sommet seul des apophyses épineuses. On serait donc conduit à supposer que les parties de la moelle épinière d'où partent les branches nerveuses qui se distribuent aux parties hypéresthésiées sont elles-mêmes le point de départ de ce phénomène. Axenfeld penche pour cette explication, et voit dans la moelle et ses annexes la cause de la rachialgie. Jaccoud en admettant l'origine spinale, considère ces troubles de la sensibilité comme des modifications quantitatives et qualitatives de l'excitabilité des nerfs centripètes ou de leurs récepteurs. L'accroissement morbide de cette propriété est limitée, dit cet auteur, à certains nerfs, à certaines régions ; et souvent cette hypéresthésie est assez vive pour acquérir le caractère de la spontanéité, c'est-à-dire qu'en l'absence de tout excitant appréciable, et par le seul fait de l'altération de leur excitabilité, ces nerfs ou leurs récepteurs centraux sont le siége d'impressions douloureuses spontanées, que fait cesser, au bout d'un temps variable, un épuisement momentané.

Toutes ces explications sont de pures hypothèses, de simples vues de l'esprit : la science a, de ce côté un pas à faire ; la physiologie et l'anatomie pathologiques n'ont, jusqu'à ce jour, donné que des résultats négatifs. Aussi, nous laissons ces idées théoriques pour revenir à l'examen clinique qui fait l'objet de notre étude.

La rachialgie hystérique se présente à l'observateur sous des formes variées qu'on peut rattacher à trois types principaux, constitués par l'intensité diverse des phénomènes, par l'acuité plus ou moins intense de la douleur spontanée.

Au premier type se rattachent ces formes légères et si nombreuses qui passent le plus souvent inaperçues des malades, si le médecin n'explore pas le rachis par la pression sur les apophyses épineuses. C'est dans ces cas que M. le Dr Onimus a conseillé de se servir de l'électricité comme moyen d'exploration, pour limiter le siége exact de l'affection. Sous cette forme, la rachialgie offre peu d'intérêt pour le praticien, ce n'est qu'un phénomène très-insignifiant, ou du moins très-secondaire de la névrose. Cependant il pourrait arriver que, doutant de l'existence de l'hystérie, l'observateur vît son hésitation disparaître devant l'existence de ce phénomène, devenu un moyen précieux pour constater l'existence de la névrose.

Le second type est le plus commun : c'est en quelque sorte la rachialgie à l'état subaigu. Il se sépare du précédent par la douleur dorsale à la fois spontanée et provoquée et dont l'intensité augmentant en a fait une des manifestations principales de la névrose. C'est un des phénomènes importants de la maladie. En parcourant les nombreuses observations consignées dans le livre de Briquet, et surtout dans les thèses de Besançon et de Mesnet, nous avons souvent rencontré cette forme de la rachialgie hystérique. Nous empruntons à Mesnet l'observation suivante :

OBSERVATION I (empruntée à Mesnet).

M. Dorchy, 31 ans, domestique. Père bien portant, mère hystérique, entre à la Charité le 1er mars 1851, salle Sainte-Marthe.

Malade depuis son enfance. Caractère très-impressionnable. Elle raconte que, dans son jeune âge, elle avait des attaques avec perte de connaissance à la moindre contrariété. Réglée à 20 ans seulement. Mariée à 26 ans, elle a eu deux grossesses et deux accouchements heureux : les deux enfants vivent et se portent bien. Depuis quatre à cinq mois, elle souffre d'une douleur entre les deux épaules et de maux de tête très-violents. Elle est affaiblie et entre à l'hôpital.

On constate une céphalalgie très-intense, surtout à la région frontale.

Douleur vive au rachis, s'exaspérant par la pression et siégeant depuis la quatrième jusqu'à la dixième vertèbre dorsale.

Epigastralgie : digestions faciles, appétit conservé.

Anesthésie complète des muqueuses oculaires, nasales, buccales du côté gauche. Pas d'anesthésie du côté gauche du corps. Pas d'affaiblissement musculaire.

Menstrues très-régulières. Leucorrhée abondante.

Depuis deux ans la malade n'a pas eu d'attaques convulsives.

Traitement : centaurée ; sous-carbonate de fer, 2 gr. ; bordeaux, 200 gr. ; julep gommeux avec sirop de morphine, 15 gr. ; bains ; sinapisme.

Le 30. La malade sort de l'hôpital. Son état est très-amélioré. La rachialgie et la céphalalgie persistent, mais leur intensité a beaucoup diminué.

Nous avons été frappé en lisant les diverses observations rapportées par les auteurs, et dans lesquelles la rachialgie est signalée, de rencontrer constamment les trois principaux phénomènes que nous rencontrons chez cette malade en même temps que la douleur dorsale, savoir : la céphalalgie, l'épigastralgie et la constipation. Est-ce là une simple coïncidence de ces affections si communes dans l'hystérie ? Nous ne cherchons pas d'explications à ce fait, nous le signalons simplement et nous le retrouverons chez les différentes malades dont nous rapportons les observations dans le cours de ce travail.

Permanente, assez forte pour gêner parfois notablement les mouvements et la respiration, l'épigastralgie n'est pas toujours spontanée, mais on la découvre constamment par la pression du doigt, et elle se traduit alors par une vive expression de souffrance.

Quant à la céphalalgie, elle est ordinairement, comme chez cette malade, très-intense, et siége de préférence à la région frontale. Elle est lancinante, plus intense le jour que la nuit ; c'est là un fait habituel que la fréquence des douleurs nocturnes dans les maladies nerveuses ; et, d'après Briquet, la douleur lancinante serait le propre, l'attribut le plus ordinaire de la douleur hystérique. Elle peut toutefois revêtir une autre forme et être pulsative à battements isochrones aux pulsations artérielles. Ce même auteur, qui a observé ce fait chez un tiers de ses malades, l'explique par le choc imprimé par les artères battant au milieu des parties hypéresthésiées.

Enfin, nous voyons chez cette malade une anesthésie des muqueuses oculaires, nasales, buccales, anesthésie existant simultanément avec l'hypéresthésie dorsale. Cette concomitance n'a rien de surprenant ; avec la rachialgie hystérique, en même temps qu'elle, on peut rencontrer, soit des hypéresthésies diverses, des arthralgies, des paralysies et même des contractures, soit des attaques purement hystériques ou hystéro-épileptiques.

Nous arrivons maintenant au troisième type de la rachialgie hystérique, type qui est le moins fréquent, mais qui offre le plus d'intérêt pour l'observateur. Il est caractérisé par une douleur spontanée intense, par une douleur provoquée excessive. C'est si l'on veut la forme aiguë constituant la manifestation dominante de l'hystérie. Dans ce cas, la rachialgie est le grand phénomène de la névrose ; tous les autres symptômes, s'il en existe, ne sont plus que secondaires.

Quelquefois elle s'annonce d'emblée, brusquement, sans prodromes, elle forme une espèce morbide spéciale de l'hystérie, ayant souvent des caractères communs avec les maladies de la moelle et surtout de ses enveloppes, comme nous le montrerons plus tard à propos du diagnostic. Nous rapportons ici l'observation d'une malade que nous avons suivie tous les jours pendant son séjour à l'hôpital et qui était atteinte de cette forme, de cette variété de la rachialgie hystérique.

OBSERVATION II.

Aphonie hystérique l'année dernière. Début subit, étourdissement, frisson, vomissement, nausées, rachialgie siégeant au niveau des deux dernières cervicales et des quatre premières dorsales ; céphalalgie, gastralgie, hyperesthésie du membre supérieur gauche, rétention d'urine ; fourmillements dans les mains et les pieds, arthralgie, hyperesthésie du membre inférieur gauche, hyperesthésie du bras droit et de l'épaule droite, sort de l'hôpital soulagée et non guérie.

Alice Carpeza, âgée de 21 ans, demoiselle de magasin est entrée le 11 mars 1873 à l'hôpital de la Charité, service du professeur G. Sée, salle Sainte-Anne, n° 1.

Cette malade a joui d'une bonne santé jusqu'à l'âge de 15 ans, époque à laquelle la menstruation s'est établie. Depuis cette époque, elle a commencé, dit-elle, à souffrir de crampes d'estomac qui revenaient très-souvent; elle a remarqué aussi qu'elle était devenue très-impressionnable, qu'à la moindre contrariété elle pleurait, et même souvent sans trop savoir pourquoi. Mais elle n'a jamais eu de crises nerveuses; jamais elle n'a ressenti la sensation de la boule hystérique. Sa mère, qui vit encore et jouit aujourd'hui d'une bonne santé, a eu, dans sa jeunesse, des crises hystériques.

Au mois de mai 1872, cette malade quitte Beauvais pour venir à Paris, où elle entre dans une maison de lingerie, comme demoiselle de magasin. Sa santé était bonne, lorsque, le 8 juillet, elle est prise subitement, au milieu d'une conversation, d'une extinction de voix; elle éprouve en même temps des bourdonnements d'oreilles et une constriction assez vive à la gorge. Elle approchait de l'époque menstruelle ; les règles ne vinrent pas.

Cette aphonie dura cinq mois. Il ne se produisit pas d'autres phénomènes morbides. Les règles reparurent le 10 août, et depuis revinrent à des époques très irrégulières. La malade était retournée dans son pays, à Beauvais, où elle suivit plusieurs traitements (bromure et iodure de potassium) sans éprouver le moindre soulagement, lorsque tout à coup, le 8 décembre, elle recouvra la parole. Elle revient à Paris à la fin de janvier 1873 et se place de nouveau comme demoiselle de magasin. A ce moment, elle souffre fréquemment de crampes d'estomac, de crampes dans les jambes ; l'épigastre est devenu douloureux ; elle ne peut supporter la pression du corset ; de plus, elle éprouve de temps en temps des douleurs dans le dos, mais douleurs qui chaque fois disparaissent promptement.

10 mars. Dans la matinée, en pliant des étoffes dans son magasin, elle a eu un étourdissement subit avec tintements dans les oreilles ; douleurs très vives dans la tête, resserrement violent à la gorge ; elle n'a pas complètement perdu connaissance, mais elle raconte qu'elle serait tombée si ses compagnes ne l'avaient pas soutenue, Elle se coucha ; elle avait, dit-elle, le corps glacé, des frissons, des crampes douloureuses dans les jambes et des nau ées ; puis subitement elle éprouva une douleur très-vive dans le dos, douleur qui augmentait par la pression et par le mouvement ; il survint des vomissements bilieux. M. le Dr Cornil, appelé auprès d'elle, ordonna une boisson glacée et conseilla à la malade d'entrer à l'hôpital.

Le lendemain, nous trouvons la malade couchée au n° 1 de la salle Sainte-Anne.

Il existe une céphalalgie violente siégeant surtout à la partie frontale et à la région sous-occipitale ; mais la malade se plaint surtout d'une douleur très-vive dans le dos. On trouve en effet une rachialgie très-intense occupant les deux dernières vertèbres cervicales et les deux dernières dorsales. En exerçant une pression très-légère sur lee apophyses épineux, on provoque de la douleur qui devient excessive et arrache des cris à la malade, si l'on augmente la pression. Outre cette douleur provoquée, il existe une douleur spontanée que la malade compare à une sensation de brûlure ; de plus, il arrive par accès des douleurs profondes, lancinantes et térébrantes. En appliquant à ce niveau une compresse imbibée d'eau chaude, on provoque aussi une douleur, mais moins ntense que celle qui est due à la pression ; les mouvements sont aussi douloureux ; la malade reste immobile dans son lit. Ces douleurs s'irradient dans l'épaule et dans le bras gauches ; il y a hypéresthésie de ces régions ; la pression détermine de la douleur. Il existe des nausées, mais pas de vomissements, Pas de flèvre ; le pouls donne 70 pulsations. On prescrit deux cuillerées de sirop d'éther.

Le 12. La malade n'a pas dormi ; elle se plaint de fourmillements légers dans la main gauche. — 4 gr. bromure de potassium

Le 13. Même état. — Vésicatoire sur la nuque.

Le 14. Même état. — Injection avec la solution de chlorhydrate de morphine.

Le 15, La rachialgie s'est étendue au six premières vertèbres dorsales. L'hypéresthésie de l'épaule et du bras gauches s'est étendue à l'avant-bras et a augmenté d'intensité. — Deux injections avec la solution de chlorhydrate de morphine.

Le 16. Les injections sous-épidermiques n'ont produit aucun soulagement. Crampes dans les jambes; l'hypéresthésie du membre supérieur gauche a un peu diminué, mais les mouvements de l'articulation du coude sont devenus douloureux, et les fourmillements dans la main plus intenses. — Potion au chloral (3 gr.).

Le 17. Même état. — Douche froide (3 minutes). Le soir, un peu de réaction fébrile due sans doute à l'effet de la douche. Peau est chaude. T. 38,8; P. 100. — Potion au chloral.

Le 18. L'hypéresthésie a envahi le membre gauche inférieur. La pression est très-douloureuse dans toutes les régions de la cuisse et de la jambe, mais surtout au niveau du genou et de la malléole interne. Il existe une arthralgie intense des articulations de la hanche et du genou; le moindre mouvement arrache des cris à la malade. Le pied, comme la main, a échappé à l'hypéresthésie, mais il est le siége de fourmillements intenses. Crampes douloureuses dans le mollet. — Potion au chloral; frictions sur le rachis avec la brosse électrique. T. 37,1, P. 80.

Le 19. Rachialgie très-intense; la malade ne peut se coucher sur le dos. Céphalalgie très-violente qui empêche le sommeil. — Potion avec 3 gr. de chloral,

Même état les jours suivants.

Le 24. L'hypéresthésie des membres a diminué; les mouvements du genou sont encore très-douloureux. La malade urine difficilement, en éprouvant une vive cuisson dans le trajet du canal. La rachialgie s'étend jusqu'aux vertèbres lombaires. La douleur spontanée a diminué d'intensité. — Bains de vapeur.

Le 25. L'hypéresthésie a envahi le bras droit; la pression avec le doigt et le pincement de la peau produisent une très-vive douleur; les fourmillements sont très-intenses dans les deux mains. Du côté gauche, l'hypéresthésie a beaucoup diminué; l'arthralgie du genou persiste seule; les mouvements des autres articulations se font sans provoquer de douleur. — Bains de vapeur.

Le 27. La malade ne peut plus uriner; on est obligé de la sonder. Arthralgie de l'articulation scapulo-humérale droite. A la suite d'une contrariété, la malade éprouve une sensation de constriction à la gorge; pleurs abondants ; pas de mouvements convulsifs. — Bains de vapeur.

Le 29. Les douleurs du membre inférieur ont beaucoup diminué. La malade se lève et se promène dans la salle. La rachialgie est moins intense, mais occupe toute la longueur du rachis. L'arthralgie du coude a disparu. — Bains de vapeur.

1er avril La malade s'est promenée dans la cour; elle peut marcher facilement et demande à quitter l'hôpital.

Le 2. La malade, examinée avant sa sortie de l'hôpital, présente les phénomènes suivants : la céphalalgie a disparu, ainsi que les nausées ; l'épigastre est légèrement douloureux à la pression. La rachialgie a beaucoup diminué d'intensité, mais existe toujours. La pression détermine de la douleur sur toute la longueur du rachis, mais avec un maximum d'intensité très-marqué au niveau de la dernière vertèbre cervicale et des six premières vertèbres dorsales. La douleur spontanée n'est plus continue, elle revient quelquefois sous la forme lancinante, mais elle est peu vive. Aux membres supérieurs, la sensibilité est exagérée ; les mouvements peuvent s'exécuter. Il existe toujours des fourmillements dans les mains. Au membre inférieur gauche, il existe encore un point douloureux au tiers moyen et interne de la cuisse et au niveau de l'articulation du genou. La malade accuse encore des fourmillements légers aux deux pieds, et l'on constate l'existence d'une hypéresthésie légère à la partie postérieure de l'épaule droite.

On voit par cette observation quelle intensité peut offrir la rachialgie hystérique, et combien son brusque début peut s'entourer de phénomènes différents. Nous rencontrons d'abord un frisson, des vomissements, des irradiations douloureuses, des fourmillements dans les mains. Mais en même temps on est frappé de voir tout ce cortége de symptômes aigus se présenter sans la moindre réaction fébrile ; ce qui est un caractère précieux pour l'appréciation de cette forme, de ce type de la rachialgie hystérique, caractère qui nous sera très-utile lorsque nous traiterons le diagnostic de cette affection. Le vomissement que nous voyons chez cette malade le jour de l'invasion de la maladie, n'est pas un phénomène rare dans l'hystérie. Il peut même, selon Briquet, constituer le symptôme dominant de cette névrose et montrer beaucoup d'irrégularité dans son allure. Le plus souvent, il cesse tout à coup, et est remplacé par des nausées qui sont plus persistantes, et c'est ce que nous rencontrons chez Alice Carpeza. D'autres fois, il sera constant et deviendra pour la malade une cause d'amaigrissement et de dépérissement considérable.

Un autre fait qui frappe dans cette observation, c'est la multiplicité des phénomènes douloureux : des douleurs partout, avait dit Axenfeld, voilà le caractère des hypéresthésies hystériques. Chez cette malade, nous rencontrons en effet des douleurs partout : hypéresthésies des membres, arthralgie, épigastralgie, nous voyons tous ces symptômes s'ajouter à la rachialgie dont l'intensité et la durée occupent le premier plan dans ce tableau pathologique. Et cette intensité, on voit quelle violence, quel caractère essentiellement aigu elle peut revêtir.

Tout en restant une des manifestations principales de la névrose, la douleur dorsale, quoiqu'affectant l'état aigu, peut se présenter en même temps qu'une foule d'autres symptômes importants de l'hystérie, comme chez la malade dont nous citons plus loin l'observation (Ozélie Gilquin, obs. 7), et qui présente à la fois une zone d'anesthésie et une zone d'hypéresthésie. Nous signalons ici cette concomitance de phénomènes qui donne à la maladie une physionomie spéciale et qu'il est important de connaître au point de vue du diagnostic. Nous reviendrons sur ce fait au chapitre suivant, et nous indiquons seulement ici les paralysies de la sensibilité et du mouvement et les contractures comme pouvant se rencontrer chez une même malade concurremment avec la rachialgie.

Enfin, nous terminons l'étude de la symptomatologie par une quatrième et dernière forme de la rachialgie hystérique que nous appellerons chronique, et dont nous avons rencontré un cas remarquable à la Salpêtrière, dans le service de M. le professeur Charcot. Cette malade est une hystéro-épileptique dont nous résumons la longue histoire au point de vue de la rachialgie.

OBSERVATION III.

Geneviève L..., 30 ans, début de la maladie à 17 ans. Rachialgie existant depuis 13 ans présentant des accès irréguliers aigsu, douleurs spontanées légères, douleurs provoquées très-intenses pouvant parfois produire des attaques. Hystero-épilepsie incurable. Anesthésie du coté gauche. Douleur ovarienne gauche. Pression sur l'ovaire ar-rête l'attaque.

Geneviève L..., 28 ans, sans profession, entre le 7 mars 1872 à la Salpêtrière, quartier des hystériques, salle Saint-Charles, service de M. le professeur Charcot.

La malade raconte que, dans son enfance, elle avait fréquemment des crises nerveuses. Réglée à 15 ans. Elle nous dit qu'elle éprouva à 16 ans un grand chagrin par suite d'un amour malheureux; elle eut, depuis ce moment, des crises nerveuses avec perte de connaissance. L'année suivante, elle perdit son père, puis quelques mois après, sa mère; elle eut à cette occasion une attaque très-violente et resta folle, dit-elle pendant plusieurs jours.

Depuis cette époque, les crises hystéro-épileptiques se sont succédé plus ou moins souvent, mais la malade n'est jamais restée plus de six mois sans en avoir.

Dès le début de sa maladie, elle raconte et certifie avec assurance qu'elle a constamment éprouvé des douleurs dans le dos. La douleur spontanée n'était pas continue, mais la pression sur le rachis provoquait de la douleur variant, il est vrai, d'intensité, devenant aiguë pendant quelque temps pour diminuer ensuite peu à peu. Et, si, à ce moment, dit-elle, on me frappait dans le dos, cela suffisait quelquefois pour me faire prendre une attaque.

On peut dire que cette malade a passé sa vie dans les hôpitaux.

Elle est restée quatre ans à l'hôpital de Poitiers. Puis venue à Paris, elle a été successivement traitée à l'Hôtel-Dieu, à Necker, à Sainte-Anne, à la Salpêtrière, où elle a fait trois séjours avant d'y entrer définitivement le 7 mars 1872. Pendant un de ses séjours dans cet hôpital, elle est accouchée à terme d'une fille qui aujourd'hui a 6 ans et jouit d'une bonne santé. L'état de grossesse n'avait influé en rien sur son état : ses attaques étaient aussi fréquentes et aussi violentes qu'auparavant.

La malade n'a pas observé depuis huit ans de changement dans son état. Au moment où nous l'avons observée, au mois d'avril 1873, nous avons constaté une rachialgie très-intense siégeant tout le long de la colonne vertébrale mais présentant un maximum d'intensité au niveau des quatre premières vertèbres dorsales; la douleur spontanée est peu intense et consiste en tiraillements qui se font sentir surtout à la région dorsale. Mais le moindre attouchement sur les apophyses épineuses provoque de la douleur. Si l'on presse un peu plus fort, la malade pousse un cri perçant, fléchit le tronc par un mouvement automatique, est prise de spasmes plus ou ou moins intenses. Cela suffit même, si la pression a été violente, pour produire une attaque hystéro-épileptique. Et c'est ce qui est arrivé pendant que nous examinions la malade en appuyant un peu vivement au niveau des premières vertèbres dorsales, il est tout à coup survenu une attaque. Et voici les phénomènes que nous avons observés.

La malade est tombée brusquement sans connaissance : tous les muscles étaient tendus, la face rouge, les paupières agitées d'un mouvement continuel. Il se produisait des bruits pharyngiens, puis survenaient des secousses rapides dans les muscles de la face; le corps se courbe en avant, le bassin est projeté en avant, puis il y a une détente générale, le corps retombe inerte et il apparaît une écume non-sanglante entre les lèvres. A la suite de cette première période assez courte, la malade pousse des cris, jette les bras et les jambes, se livre aux mouvements les plus désordonnés. Après un temps plu ou moins long qui, dans ce cas, a duré un quart d'heure; elle s'es calmée, mais parlant toujours avec volubilité et injuriant les personnes qui l'entouraient.

Dans une courte attaque qui survint aussi devant nous, la sous-surveillante fit la compression de l'ovaire gauche, et les phénomènes cessèrent comme par enchantement. Aussi, toutes les fois que la malade sent venir un accès, demande-telle vivement qu'on la comprime, pour employer l'expression dont elle se sert.

De plus, il y a anesthésie de tout le côté gauche, mais elle est plus ou moins complète suivant les régions. Dans le dos à gauche, insensibilité complète : les piqûres, le froid ou le chaud ne sont pas perçus, mais elle est incomplète à la face et au membre inférieur.

On voit par cette observation que la rachialgie peut persister pendant de longues années, devenir chronique en quelque sorte. Depuis treize ans, cette malade est affectée de la douleur dorsale, et cette douleur présente de loin en loin des exacerbations, sorte de poussées aiguës, qui peuvent devenir très-intenses à de certains moments, se maintenir quelque temps à ce degré pour diminuer ensuite peu à peu d'acuité. Ce qui ressort aussi de ce fait, c'est la stabilité, la permanence de l'affection, caractères que l'on rencontre bien rarement dans les manifestations hystériques, et enfin l'influence de la douleur qui peut quelquefois provoquer l'attaque dans les cas d'hystéro-épilepsie.

DIAGNOSTIC.

Le diagnostic de la rachialgie hystérique est loin d'être toujours une chose aisée et facile comme le prétendait Briquet. Il est évident que nous ne voulons point parler ici de ces douleurs du rachis d'une intensité peu considérable constituant le premier type, la forme légère de l'affection qui, d'après les statistiques du médecin de la Charité, existe chez la plupart des femmes hystériques. Dans ce cas, la rachialgie ne constitue qu'un symptôme bien secondaire et effacé en quelque sorte par les autres phénomènes; ce n'est plus qu'un coin fort restreint du grand tableau de la maladie.

Mais si la névrose n'affecte point la forme convulsive, si les symptômes les plus communs, les symptômes classiques font défaut, et que d'emblée l'hystérie s'annonce par de la douleur dorsale compliqnée, soit d'hypéresthésie, soit d'anesthésie, soit à la fois de l'un et de l'autre ou même, dans des cas plus rares, de paralysie et de contracture; alors le praticien sera plus d'une fois embarrassé et pourra hésiter entre plusieurs affections avant de se prononcer. La même difficulté de diagnostic pourra enoore exister, si la malade, bien qu'accusant des antécédents hystériques, n'a pas depuis quelque temps éprouvé de manifestation de la névrose. Alors on pourra dans bien des cas penser à une affection de la moelle épinière ou de ses enveloppes ; on pourra redouter une maladie des vertèbres ou de leurs articulations ; on pourra soupçonner, soit l'irritation spinale, soit une névralgie ou un rhumatisme.

C'est l'étude de ce diagnostic différentiel que nous allons essayer de faire, cherchant de notre mieux à montrer la difficulté, mais n'ayant point la prétention de toujours la résoudre.

Rachialgie hystérique et mal de Pott. — Au début de la maladie, lorsque les déformations de l'épine n'ont pas encore pu éclairer le médecin, le mal de Pott, qui à ce moment a été confondu avec la névralgie intercostale, peut aussi être confondu avec la rachialgie hystérique.

Sir Brodie signale le premier l'erreur qui a fait prendre la rachialgie hystérique pour des altérations des cartilages intervertébraux ou du corps des vertèbres. Besançon cite le cas d'une femme chez laquelle deux cautères avaient écrit en caractères ineffaçables l'erreur de diagnostic de son médecin. Enfin, à ce propos, Briquet s'exprime en ces termes : « On trouve à de malheureuses femmes le dos labouré par de nombreuses cicatrices de moxas et de cautères et ayant le long du rachis toute une série de larges cicatrices, et ces malades se plaignaient que les exutoires loin de les soulager les avaient beaucoup fait souffrir, et elles étaient arrivées à un état cachectique le plus avancé par le fait de la suppuration, de la douleur et de l'immobilité qui avaient graduellement augmenté leur maladie, et ces femmes-là étaient simplement hystériques.

Le mal de Pott peut donc par son début insidieux tromper quelquefois le praticien, si un examen minutieux de l'état de la malade et de ses antécédents n'a pas été fait avec le plus grand soin. Pour montrer la ressemblance qu'offre souvent ces deux maladies, nous citons l'observation d'un malade que nous avons vu à l'Hôtel-Dieu, dans le service de M. le professeur Richet, et qui atteint d'un mal de Pott présente des phénomènes ayant la plus grande analogie avec ceux que nous avons observés chez les deux femmes hystériques dont les observations sont consignées dans ce travail (obs. 2, obs. 7).

OBSERVATION IV.

Paul Leblanc, 33 ans, entre le 25 février 1873, salle Sainte-Marthe, n° 51, à l'hôtel-Dieu.

Ce malade est entré à l'hôpital pour une carie du premier métatarcien gauche; on trouve des craquements au sommet des poumons. Il est, en outre, atteint d'un rétrécissement aortique.

Il y avait quinze jours qu'il était à l'hôpital, lorsqu'en se réveillant il ressentit une douleur très-vive à la région postérieure du cou et de l'épaule gauche. Ces douleurs étaient constantes et s'exagéraient par la pression sur les apophyses épineuses des sixième et septième vertèbres cervicales. Dans la journée, elle envahirent le bras gauche. Frictions avec le baume tranquille; six ventouses scarifiées.

Les douleurs ne diminuent pas ; le malade se plaint de fourmillements dans la main gauche. Les mouvements du cou sont très douloureux : on applique sur la nuque un large vésicatoire.

Il se déclare à ce moment une zone d'anesthésie au niveau de la clavicule gauche, à la partie antérieure de l'épaule et du bras. En même temps, les mouvements de l'articulation du coude deviennent douloureux, les fourmillements de la main ont augmenté d'intensité. La force musculaire est considérablement diminuée ; il n'y a pas d'atrophie du membre. Céphalalgie intense.

Trois semaines après le début de l'affection, les phénomènes sont toujours les mêmes, mais il est survenu au niveau des sixième et septième vertèbres cervicales un gonflement caractéristique ; la pression ne détermine plus qu'une légère douleur, tandis que les mouvements en provoquent une beaucoup plus intense.

L'hystérie est rare chez l'homme ; mais il en existe plusieurs faits dans la science. Toutefois si dans ce cas, on avait eu affaire à une femme et surtout à une femme nerveuse et impressionnable, n'aurait-on pas eu le droit au début de rapporter ces divers symptômes à l'hystérie ? Chez ce malade, comme chez Alice Carpeza (obs. 2), nous remarquons le même début brusque, sans prodromes ; dans les deux cas, il y a rachialgie cervicale, hypéresthésie de l'épaule et du bras, fourmillements dans la main et céphalalgie ; et chez l'un comme chez l'autre, ces phénomènes se passent du côté gauche. Chez Paul Leblanc, il est vrai, on observe de l'anesthésie à la région antérieure de l'épaule et surtout au niveau de l'acromion ; mais nous retrouvons précisément ce même symptôme chez la malade hystérique qui fait l'objet de l'observation 7 et qui présente en même temps : céphalalgie, rachialgie cervicale, hypéresthésie de la région postérieure de l'épaule et du bras, fourmillements dans la main. Dans ces deux cas la ressemblance est parfaite.

Mais ce n'est point là la seule analogie qui existe

entre la rachialgie hystérique et la rachialgie ostéophatique.

Lorsque l'affection siége à la région lombaire, il peut y avoir dans le mal de Pott, en même temps que la douleur au niveau des apophyses épineuses, des douleurs assez vives siégeant dans les diverses articulations. C'est ce que nous avons observé chez une malade du service de M. le professeur G. Sée, à la Charité (Annette Chapelle, 25 ans, salle Sainte-Anne, n° 15, 5 février 1873). Cette malade, atteinte d'une carie des dernières vertèbres dorsales et de la première lombaire, se plaint de douleurs intenses au niveau de toutes les articulations des membres inférieurs, avec prédominance légère du côté gauche. Ces différents phénomènes rappellent ces cas si fréquents d'arthralgie hystérique, affection signalée la première fois par sir Brodie, et qui a entraîné de si grandes erreurs de diagnostic. Nous retrouvons ce symptôme chez Alice Carpeza (obs. 11), qui nous a présenté des arthralgies multiples et surtout au genou gauche. Ainsi étant donnée de la rachialgie avec des douleurs articulaires, on voit qu'on peut retrouver ces phénomènes dans le mal de Pott comme dans l'hystérie.

Il pourrait encore se faire qu'à la douleur dorsale vienne se joindre la paralysie du membre inférieur. Dans la carie vertébrale cette complication n'est pas un phénomène du début : elle peut toutefois se produire rapidement et avant la déformation du rachis. Dans l'hystérie les mêmes faits pourraient aussi se présenter et là encore on trouverait beaucoup d'éléments de similitude entre ces deux manifestations morbides.

Cependant malgré ces nombreux caractères communs aux deux affections, le diagnostic s'établit assez facilement par un examen conscencieux.

Mais je commence de suite à rejeter avec Nelaton la méthode d'exploration de Copland qui consiste à promener sur la partie malade une éponge imbibée d'eau chaude. Sir Brodie en avait déjà depuis longtemps fait justice: « on a enseigné, dit-il, que l'application d'une éponge imbibée d'eau chaude produirait une douleur, qui serait la preuve d'une carie des vertèbres; mais l'expérience m'a appris que la personne qui est atteinte d'une affection nerveuse de la partie postérieure du tronc se plaint plus vivement encore que celle chez laquelle il existe seulement une affection organique. »

Wenze conseille d'appuyer les deux mains sur les épaules du malade pendant qu'il se tient debout, si la douleur rachidienne est provoquée, c'est une preuve de la carie vertébrale. On a encore vanté comme moyen de diagnostic les frictions avec la pommade ammoniacale. Stiebel avance qu'un bain chaud avec addition d'une solution de potasse ne laisse aucun doute sur l'existence et le lieu précis de l'affection. Mais tous ces moyens sont loin d'avoir la valeur qu'on leur a attribuée. On peut encore employer le moyen suivant conseillé par Valleix et Spring : c'est d'imprimer aux côtes un mouvement de latéralité. Ce mouvement agissant sur les vertèbres malades doit produire une douleur au rachis qui est caractéristique.

Quoiqu'il en soit de ces différents procédés d'exploration, c'est l'étude clinique des symptômes qui doit surtout guider le médecin. Dans le mal de Pott, la rachialgie est fixe, occupe exactement le niveau des vertèbres malades, et si elle s'irradie c'est suivant le trajet des nerfs correspondants. Quelquefois cependant il y a propagation à l'épigastre: ce qui pourrait faire songer à l'épigastralgie hystérique et de là, à l'existence de cette névrose. On observe encore des douleurs fulgurantes, et lorsque la lésion est à la région lombaire ce sont de véritables pincements que le malade ressent dans les cuisses : il peut aussi exister des douleurs en ceinture assez vives. Tous ces symptômes ne se rencontrent pas dans l'hystérie.

Mais le signe principal qui doit souvent à lui seul différencier ces deux affections, c'est que dans la rachialgie hystérique la pression produit une douleur beaucoup plus vive que celle qui résulte du mouvement de latéralité des vertèbres, et en général du mouvement du tronc, et que dans le mal de Pott, c'est justement le contraire qui a lieu. On peut enfin établir comme règle générale que la douleur rachidienne est beaucoup plus intense dans la première affection que dans la seconde.

Enfin, les antécédents hystériques ou d'autres symptômes concomitants et d'un autre côté les déformations de la colonne vertébrale devront être recherchés avec soin : et leur existence rendra toute erreur de diagnostic impossible.

Nous voulons signaler en terminant une dernière forme de rachialgie qui doit être connue du praticien et qui pourrait parfois être méconnue, c'est la douleur dorsale de l'ostéomalacie de l'adulte dont Romberg a publié une observation remarquable.

Rachialgie hystérique et myélite. — La myélite soit à l'état aigu soit à l'état chronique, peut dans certaines circonstances offrir les mêmes phénomènes que la rachialgie hystérique, et alors de cette similitude de symptômes naîtra la difficulté du diagnostic surtout au début de la maladie. Ce fait avait déjà frappé Besançon

(1) Romberg. Sehrbuch der Nervenkraukheiten, 3e édit., p. 182.

(1849), et Mesnet (1851, qui tous les deux citent dans leurs thèses des observations de femmes hystériques ayant présenté tous les caractères d'une affection chronique de la moelle. Mais à l'état aigu la même analogie peut exister : analogie d'autant plus dangereuse que dans cette forme l'affection prend une allure rapide, pouvant devenir promptement mortelle. Il est alors nécessaire d'agir de suite et énergiquement ; c'est pour cela que l'erreur peut être fatale à la malade. Landouzy et Briquet l'ont indiqué mais sans entrer dans aucun détail sur ce point. Quant à nous, nous avons été frappé en parcourant les nombreuses observations qui sont consignées dans le livre d'Ollivier d'Angers sur les affections de la moelle, de rencontrer plusieurs cas de myélite offrant au début la plus grande ressemblance avec les divers phénomènes que nous avions remarqués dans la rachialgie hystérique. Nous résumons, parmi ces différents faits, l'histoire d'une femme de 31 ans (Ollivier d'Angers : maladies de la moelle, tome II), qui a présenté beaucoup de points communs avec la malade qui a fait l'objet de l'observation 2. M. G. éprouve en se levant une douleur excessivement vive dans le dos : douleur augmentée par la pression et surtout par les mouvements, fourmillement dans les mains, céphalagie. Le lendemain : vomissement, douleurs dans les cuisses, fièvre. Le quatrième jour : secousses dans les membres. Le septième : paraplégie. Mort le 10e jour. A l'autopsie on trouve un ramollissement de la moelle.

Comme on le voit les symptômes de début sont les mêmes que ceux que nous avons rencontrés chez Alice Carpeza (obs. 11) : douleur rachidienne débutant brusquement ; vomissement, douleurs irradiées, fourmillements dans les membres, céphalalgie.

Ici nous voyons intervenir un élément nouveau de la plus haute importance, et qui, une fois bien constaté suffit à lui seul pour rendre impossible toute erreur de diagnostic : c'est la fièvre. Mais il faut, dans l'appréciation de ce phénomène se tenir en garde contre certaines causes d'erreur.

Dans l'hystérie comme dans beaucoup d'affections nerveuses il n'est pas rare d'observer l'accélération du pouls, qui peut s'élever, comme nous l'avons vu une fois à 120 pulsations, et Mesnet cite un cas où il l'a vu atteindre le chiffre de 140 pulsation à la minute. Il faut donc distinguer le pouls fréquent de l'hystérie, du pouls fréquent qui est occasionné par un mouvement fébrile inflammatoire. Nous emprutons à Whyett (traité des vapeurs), les caractères différentiels suivant : « Dans l'hystérie le pouls a de la mollesse, il n'est ni plein, ni dur, ni serré il devient d'autant plus petit qu'il est fréquent; on remarquera en outre pour l'ordinaire qu'il n'est pas accompagné de beaucoup de soif. »

Dans la myélite, il sera fréquent et développé, irrégulier, tumultueux. Un autre caractère du pouls hystérique, c'est de présenter trés-irrégulièrement soit de l'accélération, soit du ralentissement. On trouve chez une malade 120 pulsations, quelques heures après elle n'en présentera que 90 ; c'est ce que nous avons observé une fois, et ce qui existe toujours dans cette nevrose lorsqu'on constate la fréquence du pouls, et cette irrégularité ne ressemble nullement à l'exaspération vespérale qu'on rencontre dans tant de maladies inflammatoires.

Quoiqu'il en soit le plus souvent la malade hystérique ne présentera aucun symptôme fébrile, tandis que la fièvre manquera très-rarement au début de la myélite aiguë. Le thermomètre sera d'ailleurs d'un grand secours, la température restant toujours normale dans l'hystérie.

Quant à la douleur dorsale, elle présente aussi quelques caractères différentiels. Dans la myélite, les mouvements du tronc sont plus douloureux que dans l'hystérie, et la pression sur les apophyses épineuses l'est moins que dans cette affection. De plus la douleur provoquée par la pression dans les gouttières vertébrales, considérable dans la rachialgie hystérique n'existe pas ou du moins est très-légère dans l'inflammation de la moelle.

Examinons maintenant les caractères des principales complications qui peuvent survenir dans ces deux maladies. Et d'abord l'hypéresthésie : elle est rare dans la myélite, fréquente dans l'hystérie, et, dans le premier cas lorsqu'elle existe. elle offre un caractère particulier ; la moindre excitation, le simple contact de la partie hypéresthésiée détermine des sensations douloureuses dans l'autre membre. Ce phénomène, dit Jaccoud, de l'ordre de ceux qu'on désigne sous le nom de sensations associées indique que la portion de la moelle à laquelle aboutissent les nerfs excités par le contact, est le siége d'une excitabilité exagérée, laquelle se traduit par des manifestations excentriques douloureuses dans le membre du côté opposé.

L'anesthésie est fréquente dans les deux affections, mais dans la myélite elle présente souvent un caractère particulier, elle consiste en douleurs spontanées éprouvées par la malade dans la région anesthésiée ; ce qui lui a valu le nom d'anesthésie douloureuse.

Enfin dans l'inflammation de la moelle, la paraplégie est un phénomène presque constant, et qui souvent se montre presque dès le début. Elle est beaucoup plus rare dans l'hystérie, mais pourrait cependant se montrer en même temps que la rachialgie. Dans ce cas, il existe encore un caractère différentiel : se sont les paralysies du sphincter très-communes dans la paralysie myélophatique, très-rares dans la paraplégie hystérique. Lebreton, dans son remarquable travail sur les paralysies hystériques, signale souvent la paralysie de la vessie ou du rectum, mais jamais la paralysie de leurs sphincters. L'incontinence d'urine ou de matières fécales sera donc en faveur de l'inflammation spinale.

Quant aux contractures, communes dans la myélite, elles sont très-rares dans la rachialgie hystérique. En lisant les nombreuses observations consignées dans la thèse de Voullet sur la contracture hystérique, nous n'avons rencontré qu'une seule fois cette coïncidence.

Mais dans ce cas la contracture hystérique hémi-paraplégique ne pourrait guère être confondue qu'avec une contracture produite par une lésion unilatérale de la moelle épinière. Or, outre que dans le premier cas la contracture apparaît d'emblée et que dans le second elle est progressive, il y a un autre symptôme qui met promptement sur la voie du diagnostic, c'est l'anesthésie. Dans la contracture hystérique l'anesthésie siége du même côté que la contracture ; tandis que l'autre cas, comme l'a démontré Brown-Sequard, l'anesthésie siège du côté opposé à la contracture.

La myélite, dans sa forme chronique, offre souvent une ressemblance plus frappante encore avec l'hystérie. Ce fait avait été signalé par Besançon, auquel nous empruntons l'observation suivante :

OBSERVATION V.

A. G..., âgée de 25 ans, entre à la Charité le 2 juin 1848. De 11 à 16 ans, accès ou crises nerveuses avec demi-perte de sentiment. A 20 ans elle était forte et bien réglée depuis 14 ans. Elle avait le teint frais, de l'embonpoint, et se portait bien quoique la marche produisît facilement un peu de palpitation et d'essoufflement. Elle était alors occupée aux champs; pendant la saison elle travaille plus que de coutume et finit par être prise subitement de fatigue dans les membres, surtout dans les inférieurs, de douleur à l'épigastre, de douleurs dans les régions lombaires et sacrées. Au bout de huit jours, il survint de la céphalalgie, de l'anorexie de la fièvre, des vertiges; la malade, incapable de marcher, est obligée de garder le lit. Bientôt les membres supérieurs furent atteints, la malade se vit dans l'impossibilité de se livrer aux travaux de couture.

A son entrée à la Charité, on trouve une douleur au rachis assez intense; elle est exaspérée par la pression des deux dernières vertèbres cervicales et sur les six premières vertèbres dorsales. Il existe aussi de la douleur sous le scapulum et dans les gouttières vertébrales. On remarque, en outre, de la céphalalgie et de l'épigastralgie.

La malade contracte à l'hôpital un érysipèle grangréneux, et meurt. L'autopsie ne révèle aucune lésion autre que celle qui avait causé la mort.

D'après les premiers symptômes qu'éprouve cette malade, je pense, dit Besançon, qu'on aurait pu croire à l'existence d'une myélite, bien qu'il ne soit pas fait mention de quelques-uns des caractères importants de cette maladie, tels que les troubles du côté de la vessie et du rectum. C'était l'avis du médecin qui l'avait traitée avant son entrée à l'hôpital. Cependant on avait affaire simplement à une hystérique et l'autopsie l'a démontré : la malade ayant succombé à la suite d'un érysipèle gangréneux contracté à l'hôpital.

Souvent la femme atteinte de rachialgie hystérique outre la douleur dorsale se plaindra de phénomènes douloureux dans les membres. Elle éprouve une sensation de constriction à la poitrine, au creux épigastrique, des douleurs de reins souvent intenses. Bientôt apparaît de la difficulté dans la marche, une paralysie incomplète du membre inférieur. Alors si l'on ne songe pas à l'hystérie, si l'esprit n'est pas attiré vers cette névrose par d'autres symptômes tels que l'attaque convulsive, on pourra aisément faire fausse route et croire à l'existence d'une affeetion chronique de la moelle. Mesnet signale cette forme insidieuse ; nous lui empruntons l'observation suivante :

OBSERVATION VI.

Marie Roussel 32, ans, marchande des quatre saisons entre à la Charité en mai 1851, service de M. Briquet.

Réglée à 10 ans et demi; sa mère était hystérique. La malade est mariée, elle a eu deux enfants et deux fausses couches. Elle se plaint de douleurs de tête pulsatives et lancinantes. L'appétit est conservé; pas de nausées ni de vomissements mais des douleurs épigastralgiques très-vives.

Elle se plaint d'une douleur très-vive dans le dos; on trouve de la rachialgie assez intense au niveau des huit dernières vertèbres dorsales. La douleur est augmentée par la pression et un peu par le mouvement. En même temps on remarque un affaiblissement de la force musculaire du bras gauche et une paralysie des deux membres inférieurs sans pouvoir les lever. Les règles sont suspendues; il existe une leucorrhée abondante; la malade se plaint de souffrir une cuisson en urinant. Pouls normal.

Traitement par la galvanisation. Guérison en deux mois.

Chez cette femme, en même temps qu'il y a de l'affaiblissement de la force musculaire du bras gauche, on rencontre une paralysie incomplète : elle marche en traînant les pieds, n'est-ce pas là un des phénomènes les plus marqués, les plus classiques de la myélite chronique? mais nous trouvons des antécédents précieux : la malade a eu des crises hystériques. De plus un traitement de deux mois par l'électricité amène la guérison complète. Cela ne laissa point de doute sur l'existence de l'hystérie. Toutefois nous avons trouvé dans le livre d'Ollivier, d'Angers, plusieurs observations de myélite chronique présentant à peu près les mêmes phénomènes dans deux cas ; la ressemblance est parfaite ; mais voulant restreindre notre cadre nous ne les rapporterons pas ici.

Nous avons indiqué plus haut les caractères sur lesquels on peut s'appuyer pour établir le diagnostic. Nous ajouterons ici ce fait dont il faut tenir grand compte dans les affections chroniques de la moelle : c'est qu'il survient toujours dans ce cas de l'atrophie des membres paralysés ou semi-paralysés, ce qui n'a jamais lieu dans l'hystérie quel que soit le degré de marasme où soit tombé la malade. On trouvera assez fréquemment dans la myélite chronique des altérations nutritives, telles que de l'œdème, de la gangrène, des eschares, des ulcérations, phénomènes que l'on ne rencontre pas dans la névrose. On pourra encore dans les cas douteux consulter les urines qui dans les affections de la moelle par compression, ramollissement ou inflammation deviennent très-promptement alcalescentes et laissent déposer des phosphates terreux ainsi que l'ont démontré les docteurs Proust et Hankel.

Rachialgie hystérique. Méningite spinale et pachyméningite. — On peut confondre la rachialgie hystérique avec la rachialgie ayant son origine dans une inflammation des enveloppes de la moelle, dans une méningite ou méningo-myélite. Besançon signalait ce fait dans uue thèse en 1849, fait qu'Henrot avait indiqué deux ans auparavant. Mesnet revient sur ce sujet, mais comme ses devanciers, ne s'occupe guère que de la méningite chronique, ne consacrant d'ailleurs que quelques mots à ce sujet dans son travail remarquable sur les paralysies hystériques.

Cependant, dans la forme aiguë, l'erreur, quoique plus rare, peut également se produire; l'analogie entre les deux états pathologiques présentant quelquefois assez de points communs pour égarer l'esprit. En effet, la malade qui a fait l'objet de l'observation 2, offre au début de sa maladie tous les différents symptômes qui composent l'allure ordinaire de la méningite rachidienne.

Quels sont donc les phénomènes qui surviennent dans cette affection ? Le frisson initial est chose assez rare. Les deux symptômes principaux du début, qui le plus souvent est brusque et sans prodrome, sont la fièvre et les douleurs dorsales. A ce moment le vomissement et les nausées se montrent quelquefois. Mais outre ce phénomène, il en est d'autres qui sont dus à l'irritation subie par le tissu nerveux au contact des membranes malades. Or, cette irritation ne peut se manifester qu'en se portant sur les parties excitables, c'est-à-dire les racines nerveuses. C'est donc à l'excitation anormale des racines qu'il convient d'attribuer les symptômes primitifs de la maladie (Jaccoud.)

De là, des troubles de la sensibilité irradiés selon la distribution des racines intéressées, qui témoignent de l'excitabilité morbide des racines postérieures : des désordres de la motilité qui révèlent l'irritation des racines antérieures.

Plus tard, l'épanchement liquide ou membraneux comprimant la moelle et ses racines amènera une paralysie, mais cette paralysie est toujours tardive et jamais complète. Ainsi : douleurs rachidiennes, douleur en ceinture, douleurs irradiées, contractures musculaires, paralysies, nausées, fièvre; tel est le tableau que présente la méningite rachidienne.

Or, nous retrouvons la plupart de ces phénomènes chez Alice Carpeza (obs. 2.) Chez elle, la maladie a brusquement débuté par un frisson, des vomissements, une rachialgie très-intense. A ce moment, dit-elle, elle avait de la fièvre : nous n'en avons pas constaté, le jour de son entrée à l'hôpital. De plus, on trouvait des douleurs irradiées dans le bras gauche, de la céphalagie, de l'épigastralgie, plus tard une rétention d'urine.

Malgré ces caractères communs, le diagnostic sera cependant assez facile, et c'est d'abord l'état fébrile qui doit guider l'observateur. Le thermomètre rendra dans ce cas un véritable service ; la température restant normale chez l'hystérique, tandis que l'on constate toujours dans la méningite une élévation d'un ou de deux degrés. Le pouls donnera aussi de bonnes indications, mais il faudra se tenir en garde contre la fréquence du pouls hystérique dont nous avons parlé plus haut.

Dans l'inflammation des méninges le mouvement produit une vive douleur, qui atteint parfois un degré d'acuité extrême, ce qui explique l'immobilité absolue de ces pauvres malades qui ne veulent pas qu'on touche à leur oreiller tant ils redoutent les moindres mouvements. Enfin les spasmes, les contractures, les soubre sauts seront encore d'excellents signes en faveur de la méningite, et ne laisseront point supposer la névrose. Inutile d'ajouter que dans ce cas comme toujours les antécédents seront examinés avec soin et pourront rendre de grands services; car souvent le diagnostic repose sur des appréciations de détails dont l'ensemble seul peut déterminer le praticien ; et ce n'est que par l'examen minutieux de tous les organes, par la recherche de tous les symptômes qu'on parviendra à décider à quelle affection l'on a affaire.

Dans la pachyméningite cervicale hypertrophique d'origine spontanée, lorsqu'aux douleurs cervicales viennent se joindre comme premiers symptômes l'engourdissement et les fourmillements, on pourrait croire à l'existence de la rachialgie hystérique et rattacher ces différents phénomènes à la grande névrose. Un chirurgien anglais Gull, a rencontré un cas où il avait d'abord cru à des accidents hystériques; aussi appelle-t-il sur ce point l'attention du public médical. « Une semblable erreur, dit-il, peut être fort préjudiciable au malade, car c'est surtout au début de l'affection que la thérapeutique peut enrayer l'évolution des symptômes. Kœlher, en 1811, revient sur ce même sujet.

Enfin cette année, M. le Dr Goffroy, ancien interne de M. le professeur Charcot, en a parlé dans sa thèse remarquable sur la pachyméningite. Cette affection peut avoir une très-grande durée, elle peut persister pendant dix ans avant d'arriver à son dernier terme, qui est la mort; et dans le cours de cette longue période ses symptômes, peuvent être confondus, comme le disent ces auteurs, avec les accidents de la rachialgie hystérique. La pachyméningite hypertrophique d'origine spontanée et de forme cervicale est loin d'affecter un début rapide et subit. Il se produit d'abord des accès plus ou moins nombreux, d'une durée assez courte: et ce sont ces accès que l'on pourrait rapporter à l'hystérie. Ils sont caractérisés le plus souvent par de la céphalalgie, par une douleur vague, peu violent, siégeant à la partie posté-

(1) Gull. Guy's Hopital reports. Londres, 1858.

(2) Geoffroy. De la pachyméningite cervicale hypertrophique, 1873.

rieure du cou et dans la région occipitale de la tête. Généralement elle n'est pas superficielle et ne s'exaspère pas toujours par la pression sur les apophyses épineuses. Elle est fréquemment, comme la plupart des maladies nerveuses, plus aiguë la nuit que le jour et présente en outre des paroxysmes irréguliers dans leur apparition et d'une violence capable d'arracher des cris aux malades. C'est là un caractère qui diffère parfaitement lorsqu'on l'a constaté, cette affection, de la rachialgie histérique. Un autre phénomène important qu'il faut rechercher avec soin : c'est l'aggravation des douleurs par le mouvement des vertèbres : ce qui fait que les malades tiennent leur cou immobile.

Les régions occipitale et cervicale sont le foyer principal de la douleur, mais celle ci ne reste pas limité et s'irradie dans les diverses directions, et en cela on retrouve assez d'analogie avec la rachialgie hystérique. En effet, le long du rachis elle descend au niveau des premières vertèbres dorsales et quelquefois plus bas. Du côté de la tête, elle s'étend tantôt uniformément en déterminant des douleurs vagues, déprimantes, tantôt elle envahit un seul côté et gagne non-seulement la tète mais encore la face, et c'est là ce que l'on observe le plus souvent. D'autrefois les irradiations douloureuses se font sentir dans les membres supérieurs : les douleurs sont alors assez aiguës, exagérées par la pression et le mouvement, et accompagnées de sensations de fourmillement et d'engourdissement dans la main. Il peut encore se produire des phénomènes arthralgiques qui peuvent faire croire à l'existence de l'hystérie : ce sont des douleurs vives sans rougeur ni gonflement, exagérées la pression et par le mouvement, et s'accompagnant quelquefois de nausées et de vomissements. Comme siége, il n'y a rien de réglé, elles peuvent envahir soit les articulations d'un membre, soit celle des deux membres à la fois.

On voit qu'il y a entre ces deux affections bien des symptômes communs, mais dans la pachyméningite cette période sera rapidement suivie d'une seconde période paralytique et atrophique ; l'erreur deviendra alors impossible. D'ailleurs le diagnostic pourra toujours se faire assez facilement, si l'on a soin de rechercher tous les antécédents, d'examiner tous les symptômes concomitants qui viendront se joindre pour former un ensemble qui ne permettra pas à l'observateur de s'égarer. Il ne faudra pas non plus oublier que dans la pachyméningite les contractures sont assez communes et qu'elles sont très-rares au contraire dans la rachialgie hystérique.

La pachyméningite n'est pas toujours d'origine spontanée, mais dans certains cas elle peut être due à la diathèse syphilitique. La vérole peut produire en effet un épaississement de la dure-mère; et cet épaississement donner lieu à des phénomènes de compression identiques ou presqu'identiques à ceux que nous venons de décrire.

Et comme l'enquête dans la syphilis est loin d'être toujours facile, et que les malades nient d'ordinaire avec acharnement tout antécédent vénérien, il peut se faire que dans ce cas le diagnostic offre de grandes difficultés.

Il nous a été donné d'observer un fait de ce genre dont nous rapportons l'observation : on avait d'abord pensé à une pachyméningite cervicale d'origine syphilitique, on reconnut ensuite que l'on avait probablement affaire à nne rachialgie hystérique de la région cervicale.

OBSERVATION VII.

Il y a six ans ; céphalalgie intense, vomissements répétés ; cet état résiste dix-huit mois à tous les traitements, guérison rapide par le séjour à la campagne. Il y a trois mois, céphalalgie violente, expulsion d'un fragment osseux par le nez. Douleur très-vive au rachis au niveau de la sixième et septième cervicale, augmentant par la pression. Zone d'anesthésie; zone d'hypéresthésie ; fourmillement dans la main gauche, courant continu, iodure de potassium. Amélioration. Malade sort de l'hôpital. Rentre un mois après, douleur rachidienne au niveau de la neuvième et dixième dorsale, douleur au sein droit ; hypéresthésie légére de l'épaule droite. Anesthésie au creux épigastrique. Tympanisme.

Ozélie Gilquin, 40 ans, couturière, entre le 31 décembre 1872, à l'hôpital de la Charité, service de M. le professeur G. Sée, salle Sainte-Anne, n° 26.

Réglée à 13 ans ; non mariée, pas d'enfants; pas de maladies dans l'enfance, pas de traces de scrofules. A 17 ans, elle est entrée à l'hôpital Beaujon pour une pneumonie ; après un séjour de deux mois, elle est sortie bien guérie.

Elle jouissait d'une bonne santé, lorsqu'il y a dix ans elle reçut sur le nez un coup de poing violent qui amena une abondante hémorrhagie mais sans produire d'autres phénomènes morbides. Au bout d'un an seulement, éprouvant de la difficulté à respirer, elle s'aperçut qu'elle avait le nez bouché; un médecin consulté lui prescrivit des injections avec des feuilles de noyer. A la suite de ce traitement, il se détacha un petit fragment osseux, et la guérison arriva promptement. Interrogée si elle avait eu à cette époque des maux de tête ou de gorge, des croûtes dans les cheveux, si elle avait remarqué des taches sur le corps, la malade répond négativement. On ne peut trouver aucune trace de syphilis.

Depuis cette époque, la malade se porta bien jusqu'en 1867, époque du début de sa maladie. Ce début fut marqué par des douleurs violentes dans la tête, siégeant principalement à la région occipitale mais aussi à la région frontale et par des vomissements bilieux. Ces douleurs de tête se présentèrent d'abord par accès, toutes les trois semaines, tous les quinze jours, puis se multiplièrent et devinrent quotidiennes. Le sommeil disparut, les vomissements devinrent aussi plus fréquents : ils se répétèrent pendant un mois cinq ou six fois dans les vingt-quatre heures. La malade se fit soigner chez elle; son médecin lui dit qu'elle était atteinte d'une gastralgie et lui prescrivit de la gentiane, des purgations, du bouillon froid, du sulfate de quinine. Voyant que son état ne s'améliorait pas, la malade quitte Paris et retourne à la campagne, dans son pays; là, sans suivre aucun traitement, elle guérit rapidement. Cet état morbide avait duré dix-huit mois.

Elle jouissait d'une bonne santé, dit-elle, lorsqu'il y a trois mois les maux de tête parurent de nouveau, mais sans être accompagnés de vomissements comme la première fois. A cette époque, elle éprouva en se mouchant une douleur assez vive et expulsa un fragment osseux un peu plus volumineux que la première fois. La céphalalgie était très-intense : les douleurs siégeaient surtout a la région postérieure et antérieure de la tête et revenaient avec paroxysme par accès. La nuit elles étaient beaucoup plus violentes, et empêchaient complètement le sommeil. Puis elle éprouva de la douleur au niveau de la nuque à la région cervicale postérieure : douleur s'irradiant dans l'épaule gauche et s'exagérant à la pression. La malade vint alors à la consultation : M. le professeur Gr. Sée lui ordonna des bains sulfureux : elle en prit quatre. La céphalalgie avait diminuée; mais s'étant aperçu en se peignant que la moitié gauche de la tête était insensible, la malade revint à la consultation; on l'électrise deux fois par semaine.

Enfin, au bout de deux semaines survint une anesthésie à la partie antérieure de l'épaule. Elle se décida à entrer à l'hôpital, le 31 décembre 1872.

A ce moment, nous constatons l'état suivant. La céphalalgie est moins vive qu'il y a un mois. Le sommeil a disparu : l'appétit est conservé. L'auscultation de la poitrine révèle une respiration normale : celle du cœur un bruit de souffle léger au premier temps et à la base, bruit de souffle qu'on retrouve dans les vaisseaux et qui est dû à l'anémie. On remarque aussi une légère teinte sub-ictérique de la peau. Rien du côté du foie et de la rate.

La malade se plaint d'une douleur très-vive au niveau de la septième vertèbre cervicale. A l'examen, on est frappé de deux phénomènes, on trouve une zone d'anesthésie et une zone d'hypérestésie.

La zone d'anesthésie s'étend sur la région latérale gauche du cou sur la région antérieure de l'épaule et à la partie interne et supérieure du bras, toujours du côté gauche. La paralysie est complète : le pincement, les piqûres avec une épingle ne provoquant aucune douleur. La sensation du froid et du chaud est abolie.

En arrière, il existe une douleur très-vive au niveau des apophyses épineuses de la septième vertèbre cervicale et des deux premières vertèbres dorsales : douleur qui s'exagère par la pression et aussi par le mouvement, mais à un degre inférieur. L'hypéres-tésie s'étend également au niveau de l'omoplate gauche, au bras et à l'avant-bras : dans la main, il y a des fourmillements continuels. Les membres inférieurs et le membre supérieur droit ne présentent rien d'anormal; on ne trouve rien non plus du côté des muqueuses.

On applique six ventouses scarifiées, et l'on donne 0,05 centig. d'extrait thébaïque dans un julep gommeux La malade n'éprouve aucun soulagement. On donne tous les jours 1 gramme d'iodure de potassium.

La malade expulse en se mouchant pour la troisième fois un fragment osseux. Le séquestre a l'aspect d'un séquestre syphilitique.

La malade interrogée de nouveau au point de vue de la syphilis sur tout antécédent vénérien : on n'en trouve aucune trace. La malade est électrisée trois fois par semaine, à l'aide du courant induit. Les douleurs de tête ont diminué peu à peu, ainsi que l'hypéresthésie. L'anesthésie a disparu, la malade quitte l'hôpital le 4 mars.

Le 27 mars. La malade vient à la consultation se plaignant de douleur dans le dos. Le 29, elle revient pour se faire électriser En explorant avec l'appareil induit, on trouve la sensibilité normale du côté gauche, mais un peu exagérée an niveau de l'omoplate droite. La douleur rachienne a changé de siége, on la trouve localisée au niveau de la onzième et douzième vertèbres dorsales. Le sein droit est douloureux. On trouve un peu d'épigastralgie : l'estomac est distendu par les gaz.

La malade ne revient pas se faire électriser : mais le 15 avril elle rentre à l'hôpital ét nous la retrouvons couché au n° 24 de la salle Sainte-Anne. La douleur dorsale existe toujours au niveau des dixième, onzième, douzième vertèbres dorsales. L'épaule gauche et le bras gauche sont un peu douloureux : les mouvements de l'articulation scapulo-humérale provoquent de la douleur; arthralgie, le sein droit est toujours un peu douloureux. Il est survenu une zone d'anesthésie à l'épigastre; la malade ne sent pas les piqûres faites à l'aide d'une épingle, mais elle perçoit la sensation de froid produite par l'application d'une cuillère de métal. L'estomac est distendu par des gaz, et donne un son tympanique à la percussion. Il existe aussi un peu de tympanisme abdominal. Depuis quelques jours la malade urine beaucoup; ses urines sont très-claires.

Nous terminerons l'histoire de cette malade en disant qu'elle rend l'exploration assez difficile par ses exagérations. Elle ment même assez fréquemment et se contredit dans les renseignements qu'elle donne. Le séjour à l'hôpital ne lui est pas desagréable : on pourrait même soupçonner un peu cet état qu'on nomme pigritie dans le langage des hôpitaux.

Ozélie est-elle hystérique? La rachialgie, l'hypéresthésie de la région postérieure de l'épaule et du bras, la zone d'anesthésie de la région antérieure, les fourmillements dans la main, la céphalalgie violente, tous ces phénomènes sont-ils dus à l'hystérie ou à une pachyméningite cervicale d'origine syphilitique? On pourrait à la rigueur trouver des arguments pour soutenir l'existence de l'une ou de l'autre affection; bien que les derniers symptômes que présente la malade soient presque tous en faveur de l'hystérie, maladie que M. le professeur Sée, avait d'ailleurs diagnostiquée dès les premiers jours contre l'avis de plusieurs docteurs compétents qui suivaient la visite.

Voyons d'abord les antécédents. Dans les deux cas on est presque réduit à de simples conjectures. En effet, au point de vue de la syphilis, la malade nie énergiquement toute espèce d'accidents; mais on ne doit guère se fier à ces déclarations solennelles. Combien de fois, ne voit-on pas des malades présentant ou un écoulement blennorrhagique, ou des chancres, ou des plaques muqueuses, et qui ne nient pas moins avec une assurance imperturbable l'existence de tout accident vénérien. Toutefois malgré des interrogations répétées dans ce sens, on ne retrouve aucun symptôme, aucune trace de syphilis antérieure. Et pourtant, il est un fait d'une grande importance, et qui à lui seul peut suffire pour faire admettre l'existence de la diathèse, c'est l'expulsion d'un séquestre syphilitique. M. le Dr Lepine, chef de clinique de la faculté, l'a examinée avec soin, et il se reposait surtout sur ce fait pour admettre la pachyméningite cervicale d'origine syphilitique.

Au point de vue de l'hystérie, on ne trouve pas non plus de phénomènes bien tranchés en faveur de la névrose. La malade n'a jamais eu d'attaques convulsives, elle n'a jamais ressenti la sensation classique de la boule. Elle est loin d'avoir un caractère impressionnable, n'a jamais éprouvé ni laryngisme, ni douleur ovarienne. Cependant, en 1867, elle fut prise de céphalalgie violente avec vomissements fréquents: son médecin lui dit qu'elle avait une gastralgie, et malgré un traitement institué contre cet état et qu'elle suivit régulièrement, la maladie n'en persista pas moins dix-huit mois, pour disparaître ensuite assez brusquement pendant un séjour à la campagne. Pourrait-on rapporter ces phénomènes à l'hystérie? nous sommes loin de l'affirmer. Nous ferons cependant remarquer qu'il existe quelquefois une forme de cette nevrose, caractérisée par la céphalalgie et la gastralgie auxquelles vient le plus souvent se joindre la rachialgie, mais qui dans ce cas fait défaut. Briquet qui a étudié la gastralgie hystérique indique le vomissement comme loin d'être rare ; et Cullen frappé de cette forme gastrique, avait à tort, il est vrai, rattaché l'hystérie au dérangement des organes digestifs. On voit donc que la possibilité de l'existence de la névrose à cette époque peut à la rigueur se soutenir.

Quant aux phénomènes morbides actuels qui ont provoqué l'entrée de la malade à l'hôpital, ils se sont accompagnés de l'expulsion d'un séquestre d'apparence syphylitique, et se sont amendés sous l'influence de l'iodure de potassium. Mais ce dernier fait a moins d'importance qu'on le croirait d'abord, car l'iodure de potassium n'est pas seulement le spécifique de la vérole, on l'emploie et avec succès dans une foule de maladies; et d'ailleurs le traitement n'a pas seulement consisté en ce médicament, l'électricité y a joué un rôle qu'il ne faut peut-être pas reléguer au dernier plan.

Puis, tout en admettant la syphilis sur l'indication du séquestre, cela ne veut point dire qu'elle soit la cause de tous ces accidents. Ce qui plaiderait le plus en faveur d'une lésion diathésique des méninges serait cette zone d'anesthésie si bien limitée, si bien circonscrite et suivant assez exactement la distribution du plexus cervical existant en même temps qu'une zone d'hypéresthésie à la région postérieure du cou et de l'épaule ainsi que du bras. Cette simultanéité existe-t-elle dans l'hystérie? elle est rare, mais Briquet l'a plusieurs fois observée, et Piorry rapporte l'observation d'un fait où l'on rencontre chez une hystérique de l'anesthésie et l'hypéresthésie sur le même membre. Quant au déplacement des symptômes douloureux, il plaide en faveur de la névrose. On voit en effet; l'hypéresthésie se promener du membre gauche et du membre droit, mais c'est surtout le déplacement de la rachialgie qui doit attirer l'attention. Au mois de mars on la voit siéger au niveau des deux dernières vertèbres cervicales et de la dernière vertèbre dorsale : au mois d'avril, elle existe au niveau de 10, 11, 12 vertèbres dorsales. Ce changement rapide de siége s'accorde peu avec la supposition d'une pachyméningite spécifique.

D'ailleurs la malade présente actuellement plusieurs symptômes tout à fait en faveur de l'hystérie. C'est d'abord cette douleur dont elle se plaint à la mamelle droite, douleur signalée dans cette névrose la première fois par Astley Cooper, dans son traité des maladies du sein. Plus tard Landouzy en cite deux cas, et Henrot en rapporte plusieurs dans sa thèse sur les anesthésies et hypéresthésies hystériques. Ensuite on est frappé de la distension de l'estomac par les gaz, et d'une zone d'anesthésie à l'épigastre, phénomènes fréquents dans l'hystérie qui viennent se joindre à cet autre fait significatif, l'abondance des urines depuis quelques jours et leur décoloration spéciale. Nous croyons donc avoir affaire à une rachialgie hystérique et non à une pachyméningite. Mais l'on voit par cet exemple que le diagnostic de ces deux affections, est loin d'être toujours facile, et que ce n'est souvent que par l'ensemble des phénomènes, et les petites questions du détail clinique que l'on arrive à prendre une juste décision.

Rachialgie hystérique et irritation spinale.— Les auteurs qui ont écrit sur les maladies de la moelle épinière consacrent un chapitre à l'irritation spinale. Il règne dans la description que l'on a donnée de cet état pathologique un manque de précision qui ne permet pas de se faire une idée bien juste sur sa nature. Bien des auteurs en ont même nié l'existence.

Nièse rattache ce groupe de symptômes à une myélite on méningo-myélite; Hinterberger à une arthrite vertébrale; Stiébel et Valleix à une névralgie. Romberg la qualifie de fantôme. Pour certains pathologistes, en particulier Griffin, Ollivier d'Angers, Stilling, Axenfeld, l'irritation spinale constitue une espèce morbide particulière due à un ensemble complexe de phénomènes suffisamment distincts des groupes symptomatiques voisins. Spring, dans son traité récent de symptomatologie, nie de nouveau l'existence de cette affection qu'il appelle maladie des Anglais, car, c'est en effet d'Amérique et d'Angleterre que nous vinrent, en 1830, les premières descriptions de l'irritation spinale, elles étaient dues à Player, Parish, Brown, Ens et surtout à Daniel Griffin.

Toutefois, en parcourant les nombreuses observations dues à Ollivier d'Angers et à Malone, on est frappé de la ressemblance qu'offre l'irritation spinale et la rachialgie hystérique, ressemblance qui a fait que certains auteurs ont regardé cette première affection comme une simple forme, une manifestation de la seconde. Dans les deux cas, en effet, l'autopsie ne donne que des resultats négatifs ; on ne trouve aucune espèce de lésion anatomique comme on le voit dans une récente observation de M. le professeur Charcot.

Certes nous ne tenterons pas d'élucider la question et d'éclairer le tableau, il faudrait pour cela une plume plus autorisée que la nôtre. Mais nous dirons avec le professeur Axenfeld, que les matériaux recueillis jusqu'à ce jour, quoique incomplets à plusieurs égards, suffisent tels qu'ils sont pour faire admettre l'existence de l'espèce pathologique caractérisée par la réunion des symptômes suivants :

Douleur perçue le long de la colonne vertébrale, provoquée surtout par la pression sur les apophyses épineuses, présentant des irradiations très-variées, et accompagnée de troubles fonctionnels multiples et presque constamment de perte de force et d'amaigrissement.

Le phénomène principal qui domine tous les autres, c'est la douleur rachidienne ; et sous ce rapport, nous avouons, qu'il est difficile de séparer la rachialgie hystérique de la rachialgie due à l'irritation spinale. Dans les deux cas, le plus léger attouchement suffit pour provoquer la douleur. Dans l'hystérie, Briquet et après lui Axenfeld indiquent comme signe différentiel la pression dans la gouttière vertébrale, pression qui dans ce cas devient douloureuse. Lorsque ce symptôme existe, il peut rendre service, mais il est loin d'être constant; et chez les différents malades que nous avons observés, la douleur avait toujours son maximum d'intensité sur les apophyses épineuses des vertèbres. Dans l'irritation spinale on rencontre deux espèces de douleurs au rachis de caractère différent : la première tantôt spontanée, tantôt se manifestant seulement à la suite d'une pression est profonde et a pour siège la moelle; la seconde superficielle déterminée par le moindre attouchement est une simple dermalgie, dont la localisation le long des apophyses épineuses assez difficile à expliquer est d'ailleurs constante. On retrouve ces deux symptômes fréquemment dans la névrose : Briquet cependant indique un caractère différentiel en disant que la pression légère provoque une vive douleur, et qu'en l'augmentant, la douleur au lieu de croître en quelque sorte parallèlement à la pression diminue au contraire. Cette assertion vraie pour les myosalgies hystériques ne s'applique guère à la rachialgie. Chez les malades dont nous avons rapporté les observations, la pression produisait en augmentant une vive douleur qui arrachait des cris le plus souvent. D'ailleurs ces considérations de plus ou de moins dans l'intensité sont toujours assez difficiles à apprécier.

Les autres phénomènes multiples et variés que l'on rencontre dans l'irritation spinale peuvent se réduire à quatre groupes principaux :

Les hypéresthésies, soit des nerfs de la vie de relation, soit des nerfs viscéraux, ces retentissements douloureux accusés plus ou moins loin du foyer réel de la souffrance peuvent se traduire par de la céphalalgie, des douleurs dans les parois du ventre, de l'estomac, etc. Les congestions qui s'expliquent par les propriétés vaso-motrices de la moelle, qui est le lieu d'origine des filets du grand symphatique. Les hypersécrétions, enfin les palpitations, la dyspnée, phénomènes dus à l'influence bien connue du pneumo-gastrique et du grand sympatique sur les mouvements du cœur et sur les mouvements respiratoires, et le vertige qui naît sous l'influence des troubles musculaires du cerveau dont les nerfs vaso-moteurs ont encore leur origine dans la moelle.

Or, en comparant ces divers groupes de symptômes avec les phénomènes que nous avons vu exister dans la rachialgie hystérique, nous voyons combien sont grands et nombreux les points de ressemblance. En effet, dans les deux cas avec une douleur rachidienne qui peut être d'égale intensité, on trouve une foule de caractères communs : retentissements douloureux multipliés, hypéresthésies mobiles, épigastralgie et gastralgie, dyspnée, toux, palpitations, hypersécrétions. Un seul phénomène que nous ne rencontrons pas dans l'hystérie, ce sont les congestions.

Aussi les signes différentiels ne sont pas très-nombreux. Il en est un cependant qui, lorsqu'il existe, suffit à lui seul pour rendre toute erreur de diagnostic impossible : ce sont les troubles de la nutrition. Dans l'irritation spinale, en effet, les fonctions nutritives sont rapidement troublées ; il survient un amaigrissement assez prompt, un état général qui n'échappe point à l'œil d'un observateur attentif. De plus, la rachialgie hystérique est fréquemment accompagnée de troubles dans la motilité, ce qui n'a jamais lieu dans l'autre affection, les troubles nerveux étant bornés aux phénomènes sensitifs et vaso-moteurs.

Nous ajouterons que l'arthralgie fréquente dans la névrose, n'a pas été signalée dans l'irritation spinale, et que cette dernière maladie peut s'accompagner de troubles psychiques quelquefois assez intenses, dus aux troubles survenus dans les fonctions de la moelle (Armaingaud). On devra aussi se souvenir que l'hystérie est le partage à peu près exclusif du sexe féminin, tandis que l'irritation spinale est beaucoup plus fréquente chez l'homme.

Enfin il est un autre caractère, qui présente la valeur d'un fait expérimental simple, c'est le succès presque constant du traitement local appliqué sur la colonne vertébrale. Dans un grand nombre de cas, en effet, l'application de sangsues ou de révulsifs sur le rachis a fait disparaître ou diminuer simultanément et la douleur spinale et les irradiations périphériques, et les congestions de la peau et des viscères, et tout le cortège des phénomènes de retentissement. Nous avons été frappé de ce fait en parcourant les nombreuses observations rapportées par Ollivier d'Angers, Griffin, Ens, Thomas, Malone. Ne pouvant les citer ici, nous nous bornons à indiquer la source de celles où le traitement a été suivi d'une prompte guérison. Ollivier d'Angers, *Maladies de la moelle*, t. II, p. 388. Malone, *Gazette médicale de Paris*, 1836, p. 279 et 217. Ens, *Gazette médicale de Paris*, 1835, p. 726.

Rachialgie hystérique et névralgie. Dans la rachialgie hystérique, surtout quand les douleurs siégent au niveau des gouttières vertébrales, à la région thoracique latérale et à l'épigastre, on peut les confondre avec une névralgie intercostale. Et cela d'autant plus facilement que les deux affections siégent de préférence du côté gauche, à la hauteur des sixième, septième et huitième vertèbres dorsales, et que souvent elles s'accompagnent également de troubles de la menstruation. Dans les deux cas, la rachialgie présentera des douleurs spontanées continues, contusives, sourdes ou aiguës ou lancinantes, et des douleurs provoquées par la pression, pouvant atteindre une grande intensité. Et ces douleurs provoquées pourront exister au niveau des apophyses épineuses ; car, il existe souvent dans la névralgie intercostale un point douloureux qui n'a pas été décrit par Valleix : c'est le point apophysaire de Trousseau qui pourra augmenter encore l'analogie de ces deux affections.

Cependant la distinction est d'ordinaire assez facile : elle repose surtout sur l'absence dans l'hystérie des points douloureux qui sont les signes pathognomoniques des névralgies.

Valleix décrit trois points douloureux dans la névralgie intercostale : le point vertébral, le point latéral, le point sternal. Le point vertébrale existe surtout sur les parties latérales de l'épine, entre les deux vertèbres et dans le voisinage du lieu où se trouve le trou de conjugaison. Ce point occupe un espace très limité. Son étendue moyenne est de 3 centimètres. S'il s'irradie un peu c'est toujours du côté de l'espace intercostal correspondant et non du côté des vertèbres : la prolongation de la douleur a lieu dans le trajet de la branche intercostale.

Le point latéral se trouve à peu près vers le milieu de l'espace intercostal : il occupe 2 à 4 centimètres.

Le point antérieur ou sternal a son siége un peu plus variable et quelquefois multiple. Mais il est toujours situé entre le sternum et le point d'union des côtes avec leur cartilage. Son étendue moyenne est de 3 centimètres.

Ces points douloureux sont ordinairement très-limités, très-bien circonscrits : aussi est-il nécessaire de les rechercher avec soin ; car les parties qui les entourent immédiatement peuvent être entièrement indolentes.

Il existe aussi un point épigastrique, sur lequel il faut être bien renseigné afin de ne pas le confondre avec l'épigastralgie hystérique. Les grandes inspirations, les efforts de toux, quelquefois les grands mouvements du bras et du tronc exaspèrent la douleur dans les deux affections. Mais dans la névralgie intercostale cette apparition de la souffrance aura lieu au niveau des points douloureux, dont nous venons de parler : ce sera irrégulièrement tantôt dans l'un, tantôt dans l'autre, quelquefois dans les trois points à la fois, sans qu'on puisse découvrir de règle fixe. Mais il suffira qu'un seul devienne douloureux sous l'effort de la toux pour que l'observateur possède un élément de diagnostic précieux.

Si des douleurs de tête, des irradiations douloureuses dans les membres, se présentent concurremment avec des douleurs dorsales, on ne devra pas de suite admettre l'hystérie. Bien que ces phénomènes soient plus communs dans cette névrose, ils peuvent cependant se rencontrer dans la névralgie intercostale. Il n'est pas rare en effet de rencontrer dans ce cas des douleurs de tête, caractérisées par un sentiment de contusion ordinairement très-incommode auquel se joignent des élancements rapides. Les douleurs dans les membres ressemblent assez peu aux hyperesthésies hystériques ; elles suivent la direction des nerfs, et si le membre inférieur est attaqué elles se localisent souvent suivant le trajet du sciatique. C'est là, un caractère qui ne permet guère de se tromper.

Enfin, nous terminerons en signalant quelques caractères communs aux deux affections, qui pourraient au premier abord tromper l'observateur peu attentif, surtout s'il n'avait pas recherché les points douloureux que nous avons indiqués; c'est d'abord la marche irrégulière des deux maladies offrant l'une et l'autre des soulagements momentanés, de fréquentes alternatives de douleur et de calme, le trouble de la menstruation, la présence de la leucorrhée, et ensuite l'absence complète de fièvre que l'on rencontre dans ces deux états pathologiques.

Rachialgie hystérique. — Rachialgie dyshémique et rachialgies irradiées. — Il existe plusieurs espèces de douleurs rachidiennes qui dans certaines circonstances, pourraient être attribuées à l'hystérie, si leurs véritables causes n'étaient pas connues. Le diagnostic offrira peu de difficultés, si l'on est averti, si l'on est prémuni contre leur existence possible.

Ce sont d'abord les rachialgies de nature dyshémique : on voit en effet que la plupart des altérations du sang peuvent donner naissance à de la douleur dorsale. Nous citerons en premier lieu : l'anémie, l'hydroémie, la chlorose et cet appauvrissement du sang, qui est propre aux maladies d'épuisement (Spring), à la convalescence des fièvres graves. En second lieu la dyshémie fébrile, miasmatique et virulente : aussi rencontre-t-on parfois la rachialgie dans l'intoxication paludéenne, et dans l'intoxication saturnine. Nous rappellerons encore la rachialgie prodomique de la variole et surtout celle qui précède parfois la tuberculose et qui par son siége entre les deux épaules, peut quelquefois donner lieu à une erreur. « A l'état léger, dit Briquet, on a pris souvent les douleurs de la rachialgie hystérique pour des signes préliminaires de la tuberculisation des poumons : on ne saurait croire combien est grand le nombre des hystériques qui se croient menacés de la phthisie pulmonaire parce qu'elles ont une douleur constante entre les deux épaules »

Spring, professeur de clinique à l'université de Liége, appelle rachialgie irradiée, la douleur spinale qui résulte des maladies irritatives des organes situés en avant de la colonne vertébrale.

La rachialgie irradiée pourra donc être due à des affections diverses. L'inflammation du médiastin postérieur donne naissance à une douleur rongeante, brûlante entre les omoplates, accompagnée d'une anxiété extrême et d'une toux très-pénible. L'anévrysme de l'aorte produit une douleur dorsale pulsatile. Enfin nous citerons encore certaines pleurésies, le cancer de l'estomac, le cancer des reins, les dégénérescences des glandes lymphatiques situées à la face antérieure des vertèbres.

« Toutes ces affections, dit Spring, retentissent douloureusement en arrière de la colonne par irradiation sur les fibres dorsales sensibles des nerfs rachidiens, par phlébostase rachidienne sinon par diffusion du processus irritatif.

Le caractère qui différencie aisément la rachialgie ir-

(1) Spring. Traité de symptomatologie. Bruxelles, 1866.

radiée de la rachialgie hystérique, c'est que la pression et les mouvements ne l'augmentent pas.

PRONOSTIC ET TRAITEMENT.

Le pronostic de la rachialgie hystérique, comme celui des autres états pathologiques dus à l'hystérie n'est point grave en ce sens que la vie de la malade n'est pas menacée. La guérison est la règle, mais elle est plus ou moins prompte, plus ou moins complète, et les phénomènes morbides ne disparaissent qu'après avoir, à des degrés fort divers, provoqué des souffrances plus ou moins aiguës.

La gravité est constituée par l'élément douleur, et varie suivant le degré qu'il présente. Dans la forme légère, la douleur rachidienne n'étant perçue que par la pression sur les apophyses épineuses des vertèbres, n'a pas d'autre importance que celle d'une sensation plus ou moins incommode, suivant son degré d'acuité. Mais dans la forme aiguë, lorsqu'à la douleur provoquée vient se joindre la douleur spontanée, on se trouve en face d'un état morbide pouvant produire des souffrances considérables ; les malades sont alitées, anxieuses ; elles redoutent les mouvements et ne peuvent quelquefois demeurer couchées sur le dos. Il faut savoir, dans ce cas, que ces phénomènes peuvent durer un mois et même davantage, avant de diminuer (obs. 2); mais qu'ils ne font courir d'autres dangers à la patiente qu'une souffrance qui peut, dans certains cas, devenir excessive.

La rachialgie est d'ordinaire tenace et beaucoup moins mobile que les autres manifestations hystériques ; elle persiste souvent malgré les divers traitements institués pour la combattre. Rarement on la voit céder tout à coup et disparaître en donnant le spectacle de ces guérisons subites, instantanées que l'on rencontre si fréquemment dans l'hystérie. Mais, capricieuse dans sa marche, elle offre des irrégularités fréquentes, des oscillations dans son intensité ; sans jamais disparaître tout à fait, elle affecte une forme très-légère pour présenter, plus tard, une acuité assez grande.

On devra donc être réservé sur l'appréciation de sa durée, ne pas se laisser tromper par ces sortes de rémittences qui pourraient faire croire à la guérison, tandis qu'on se trouverait en face d'une simple diminution souvent fort éphémère des symptômes douloureux.

Mais on pourra rassurer la malade sur son état en lui assurant que, sans pouvoir assigner un terme fixe, la guérison ne manquera pas moins d'arriver sûrement, au moins pour les douleurs spontanées qui tardent moins à disparaître que celles qui sont provoquées par la pression sur les apophyses épineuses des vertèbres, ou dans les gouttières vertébrales.

Le traitement, ou pour mieux dire les traitements sont assez souvent impuissants à produire la guérison rapide, la disparition complète de la rachialgie hystérique. Mais on arrivera presque toujours à calmer les douleurs lorsqu'elles sont trop intenses, ou du moins à les diminuer, et c'est là une indication importante à remplir.

Dans ce but, l'opium a donné parfois d'excellents résultats ; Sydenham l'avait indiqué dans les hyperesthésies et faisait grand cas de son action curative. Mais c'est surtout Gendrin qui a vanté son effet dans cette affection, et Henrot, son élève, dans sa thèse sur l'hyperesthésie hystérique (1847), rapporte plusieurs observations où ce mode de traitement a été suivi d'une guérison assez rapide. M. le professeur Axenfeld recommande aussi cette médication, en conseillant de l'employer à doses assez élevées. A petites doses, on n'atteindrait plus le but qu'on se propose, car c'est alors de l'excitation qui se produit et non du narcotisme (Gübler).

Après l'opium, mais à un degré bien inférieur, nous citerons les préparations de belladone, de jusquiame, de stramonium. La belladone doit être employée à doses assez fortes si l'on veut en obtenir de bons effets ; mais, comme dans ce cas elle cause fréquemment des troubles nerveux, des hallucinations, on devra lui préférer l'opium. Les injections hypodermiques avec la solution au cinquantième de chlorhydrate de morphine calmeront souvent les douleurs, amenant une amélioration momentanée il est vrai, mais qui sera toujours fort appréciée des malades lorsque les souffrances seront intenses. Il ne faudrait pas cependant avoir trop de confiance dans ce moyen qui donne parfois des résultats parfaitement nuls, comme on a pu le voir dans l'observation II citée plus haut.

Le chloral est alors un médicament précieux, surtout lorsque la rachialgie est aiguë, que le sommeil a disparu, et que l'opium n'a pas réussi. Chez la malade dont nous avons rapporté l'histoire (obs. 2), cette médication est la seule qui ait calmé les douleurs au début et ramené le sommeil. Plus tard, on voit que c'est surtout sous l'influence des bains de vapeurs que le mal a cédé peu à peu.

Notons en passant que les révulsifs, vésicatoires, moxas, etc., ainsi que les ventouses scarifiées, ne font qu'ajouter une douleur de plus à celles qu'éprouve déjà la malade, et qu'il faut les rejeter complètement dans le traitement de la rachialgie hystérique.

Mais tous ces différents moyens ne produisent que des améliorations momentanées, que des sédations éphémères des accidents. Les deux agents auxquels on devra surtout s'adresser et qui constituent le traitement curatif de l'affection, sont l'hydrothérapie et l'électricité.

MM. Onimus et Legros, dans leur livre sur l'électricité, rapportent plusieurs observations de guérison par le courant induit et surtout par le courant continu. Pour ces auteurs, l'irritation spinale et la rachialgie hystérique ne forment qu'une même espèce morbide, et c'est contre cet état pathologique qu'ils ont employé avec succès l'électricité. Le résultat a été moins heureux chez la femme de l'observation VII : dans ce cas, les courants enduits et continus ont produit d'assez minces eflets. Mais M. Duchenne, de Boulogne, avait déjà parlé de ces caprices de la névrose : « Dans telles circonstances, dit-il, on obtient une prompte guérison, dans un cas identique, on emploiera l'électricité des mois entiers sans obtenir le moindre changement, la moindre amélioration. Quoi qu'il en soit, c'est un mode de traitement que l'on doit employer, et dont on est autorisé à attendre de bons résultats. »

L'hydrothérapie doit être surtout mise à contribution : et sous toutes les formes, mais principalement c'est aux bains de vapeurs, aux douches en jet que l'on aura recours. Fleury indique aussi les applications froides sur le rachis, employées comme sédatifs. Chez une de nos malades (obs. 2), les bains de vapeurs ont, sans aucun doute, beaucoup contribué à l'amélioration, à la diminution notable des accidents.

CONCLUSIONS.

La rachialgie est une des manifestations de l'hystérie, caractérisée par des douleurs spontanées et des douleurs provoquées par la pression au niveau des apophyses épineuses des vertèbres et des gouttières vertébrales.

Elle présente trois formes ou types différents : 1° la forme légère; la douleur spontanée fait défaut, on la rencontre chez la plupart des femmes hystériques, auxquelles elle est révélée par la pression sur le rachis; 2° la forme subaiguë : on rencontre la douleur spontanée et la douleur provoquée; la rachialgie devient un des phénomènes importants de l'hystérie, et forme très-souvent, avec la céphalalgie et l'épigastralgie, une forme spéciale de cette névrose; 3° la forme aiguë : douleur spontanée très-vive, douleur provoquée excessive. Ce type constitue souvent la seule manifestation de l'hystérie, et se présente beaucoup plus rarement que les autres.

Le diagnostic de la rachialgie hystérique n'est pas toujours facile; elle pourrait être confondue avec la carie vertébrale, la myélite, la méningite, la pachyméningite, l'irritation spinale et la névralgie intercostale.

Tenace et souvent rebelle à toutes les médications, elle présente une marche irrégulière.

Les injections hypodermiques avec la solution de chlorhydrate de morphine, l'opium, le chloral, et surtout l'hydrothérapie et l'électricité, constituent la base du traitement.

A. PARENT, imprimeur de la Faculté de Médecine, rue Mr-le-Prince.

www.ingramcontent.com/pod-product-compliance
Ingram Content Group UK Ltd.
Pitfield, Milton Keynes, MK11 3LW, UK
UKHW020414180726
13839UKWH00003B/1315